カラーイラスト図解

手軽にとれる 小児神経所見

第2版

編集
小坂 仁
自治医科大学小児科学教授

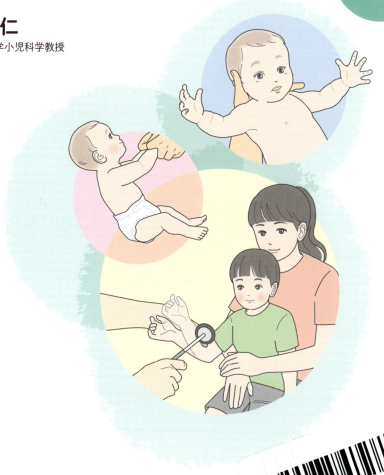

文光堂

◆ 編集

小坂　仁
自治医科大学小児科学教授

◆ 執筆

小坂　仁
自治医科大学小児科学

川田雅子
自治医科大学小児科学

堀口明由美
自治医科大学小児科学

奥村一輝
自治医科大学小児科学

〈初版執筆〉＊所属・役職は初版刊行時

執筆

小坂　仁　自治医科大学小児科学教授

甲賀健史　神奈川県感染症情報センター

執筆協力（五十音順）

安西里恵（第2，6章）　神奈川県立こどもセンター神経内科

馬場直子（第2章）　神奈川県立こどもセンター皮膚科　部長

山下純正（第11章）　神奈川県立こどもセンター　病院長

序文

　小児神経診察は，呼吸器や消化器系の問題の影に隠れ，診療の中で軽視されがちです．しかし，感染症や栄養障害で入院する患児であっても，診察を通じて発達の問題や，神経系の異常を見出し，そこから現れる症候を考察することは極めて重要です．入院，外来を問わず小児科を受診する子どもたちは，神経系の問題を抱えることが多いため，神経学的所見を評価できることは，小児科医に求められる基礎的かつ重要な技術です．

　小児神経診察には，発達の視点が不可欠であり，成人の神経学的アプローチが必ずしも当てはまらないという難しさがあります．さらに，協力を得るのが難しいことも多いため，泣かせないように遊びを通して所見を引き出す工夫などが求められます．こうした点が，成人診察との大きな違いであり，また小児科医としてのやりがいとも言えるでしょう．本書が，小児神経診察の一助となり，成長・発達や神経・筋疾患に関心を持つ医師が増えることを願っています．

　第2版の改訂では，初学者から経験豊富な小児科医まで，誰もが実践しやすい内容となるよう，最新の知見を加えつつ，簡潔で分かりやすい構成に努めました．短時間で小児神経診察のエッセンスを学べる本として，引き続き皆様のお役に立てることを願っています．

2024年11月

自治医科大学小児科学教授

小坂　仁

CONTENTS

1 問診～病態と病変部位の推定～　　　川田雅子・小坂　仁　1

- **I** 問診の目的　　1
- **II** 妊娠歴，分娩歴，家族歴，発達歴，成長歴，などの既往歴　　2
- **III** 現病歴　　3
- **IV** 部位予測を行う　　4

2 頭部と皮膚所見の診かた　　　川田雅子・小坂　仁　6

- **I** 頭囲の測定法　　6
- **II** 大泉門　　7
- **III** 骨縫合部　　8
- **IV** 皮膚所見　　9

3 神経学的診察：①乳児　　　川田雅子・小坂　仁　13

- **I** 保護者の膝の上での診察　　13
- **II** 診察台での診察-①背臥位　　16
- **III** 診察台での診察-②座位　　19
- **IV** 診察台での診察-③腹臥位　　20
- **V** 再び保護者の膝の上での診察　　21

4 神経学的診察：②幼児（1～5歳）　　　川田雅子・小坂　仁　22

5 神経学的診察：③学童（6歳以上）　　　川田雅子・小坂　仁　24

診察手順（第3～5章）のまとめ　　　川田雅子・小坂　仁　31

6 反射の考えかたと観察 奥村一輝・小坂 仁 32

- Ⅰ 深部腱反射と原始反射 32
- Ⅱ 病的反射 36
- Ⅲ 原始反射 37
- Ⅳ 姿勢反射 39

7 脳神経系の診かた 奥村一輝・小坂 仁 40

- Ⅰ 視神経（第Ⅱ脳神経） 40
- Ⅱ 動眼・滑車・外転神経（第Ⅲ・Ⅳ・Ⅵ脳神経）：眼球運動，上眼瞼挙上に関わる神経群 — 41
- Ⅲ 三叉神経（第Ⅴ脳神経） 45
- Ⅳ 顔面神経（第Ⅶ脳神経） 46
- Ⅴ 聴神経（第Ⅷ脳神経） 46
- Ⅵ 舌咽・迷走神経（第Ⅸ・Ⅹ脳神経） 47
- Ⅶ 副神経（第Ⅺ脳神経） 48
- Ⅷ 舌下神経（第Ⅻ脳神経） 48

8 筋トーヌスの診かた 堀口明由美・小坂 仁 50

- Ⅰ みる（視診）：筋肉の量の評価 50
- Ⅱ 触る（触診）：筋トーヌスの診かた 51
- Ⅲ やらせる（年長児） 55

9 歩行の観察～小児の歩行異常～ 堀口明由美・小坂 仁 60

- Ⅰ 痙性歩行：痙性片麻痺 60
- Ⅱ 小脳性失調歩行 61
- Ⅲ 基底核障害の歩行 62
- Ⅳ 弛緩性麻痺（末梢神経性麻痺）の歩行 62
- Ⅴ 弛緩性麻痺（筋障害）の歩行 63

10 意識障害の診かた　　　奥村一輝・小坂　仁　64

- **I** バイタルサインの確認と安定化　————————————— 64
- **II** 意識障害の程度の判定　————————————————— 64
- **III** 眼の観察　——————————————————————— 67
- **IV** 麻痺の有無の観察　—————————————————— 70
- **V** 髄膜刺激徴候　———————————————————— 71
- **VI** 筋緊張　——————————————————————— 72
- **VII** 脳ヘルニアの徴候　—————————————————— 73

11 不随意運動の診かた　　　堀口明由美・小坂　仁　74

- **I** 随意運動の仕組みと不随意運動　————————————— 74
- **II** 不随意運動を観察するポイント　————————————— 75
- **III** 種々の不随意運動の症状　——————————————— 75

12 脳性麻痺の診かた　　　堀口明由美・小坂　仁　81

- **I** 脳性麻痺の定義　——————————————————— 81
- **II** 脳性麻痺と低出生体重児　——————————————— 81
- **III** 障害部位と異常　——————————————————— 82
- **IV** 脳性麻痺の診断　——————————————————— 82
- **V** 痙性型脳性麻痺の診断　———————————————— 82

13 けいれん性疾患とてんかんの診かた　　　堀口明由美・小坂　仁　86

- **I** 発作の観察　————————————————————— 86
- **II** てんかん発作の分類　————————————————— 87
- **III** てんかんの疾病分類　————————————————— 92

index　　　95

1 問診〜病態と病変部位の推定〜

問診は診察の一部です．問診により，現病の発症時期と，発症経過を聴取します．これにより病態の予測ができます．また，病変部位の予測を行い，続く神経学的診察のポイントを絞ります．

I 問診の目的

1 時間軸診断による病態予測

①発症時期の推定

　胎生期発症（先天性），分娩時発症，生後発症に分けます．

　脳奇形や先天感染などは，胎内（胎生期）で発症します．低酸素による脳性麻痺は，多くは周生期発症です．

②発症経過の推定

- **慢性（年単位）に経過**：構造奇形，代謝異常，変性疾患，腫瘍性疾患．
- **亜急性（月，週単位）に経過**：自己免疫疾患．
- **急性（日，時間単位）に発症**：出血・梗塞，低酸素・低灌流，感染性疾患，てんかん発作，などの発作性疾患．

⇒①②から時間経過がわかると，病態（病変の性質）がある程度予測可能となります．

2 病変部位の予測

　病変部位を予測できれば，重点的な神経学的診察が可能になります（図1）．

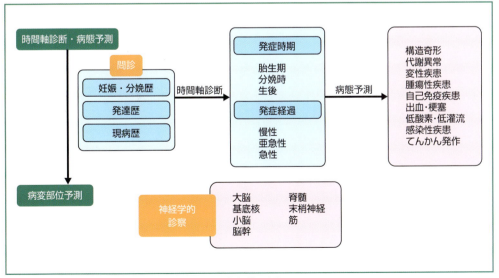

図1 ▶ 問診による時間軸診断・病態予測と病変部位予測

Ⅱ 妊娠歴，分娩歴，家族歴，発達歴，成長歴，などの既往歴

Point 母子手帳を活用しよう

発達，発育の多くの情報が母子手帳（母子健康手帳）に記載されています．また，母としての感動や大変さもここに述べられていることが多く，母子関係の獲得過程もここからうかがい知ることができます．

1 妊娠歴

基礎疾患の有無（糖尿病⇒新生児低血糖のリスク，高血圧，自己免疫疾患⇒胎盤を通過する IgG の影響，母体感染症⇒白質異常，脳性麻痺のリスク，発熱・発疹・肝機能障害⇒胎内サイトメガロウイルス感染），薬剤内服，アルコール摂取，胎動・胎児エコー異常．

2 分娩歴

出産病院，分娩方法，在胎週数，出生時体重・身長・頭囲，仮死の有無（Apgar スコア⇒脳性麻痺の多くが分娩時の低酸素によります），新生児期の呼吸障害（酸素投与，挿管呼吸器の有無・管理）や高ビリルビン血症（⇒アテトーゼ型脳性麻痺のリスク），低血糖・感染症の有無，入院期間（「お母さんと一緒に退院できましたか？」と聞くとよいです）．

3 家族歴

小児期の神経疾患は遺伝性疾患の比重が高いです．家系図で記載しますが，同席者やプライバシーに配慮し，最初にすべて聞かない方がよい場合もあります．

4 発達歴 ⇒（第3章参照）

発達指標をチェックします（半数が獲得する年齢/この年齢でクリアできなければ異常）．

粗大運動 バランス調節を要する大きな動作
・頸定：抱っこをした時，後頭部を押さえなくてもぐらつかない（3ヵ月/5ヵ月）．
・座位：座位をとらせると数秒以上座っていられる，手をついていても可（6ヵ月/8ヵ月）．
・独歩：（13ヵ月/1歳6ヵ月）．

微細運動 眼と手の協調を要する細かい動作
・おもちゃに手を伸ばす（5ヵ月/7ヵ月）．
・物を左右の手に持ち替える（7ヵ月/10ヵ月）．

言語発達
・意味のある単語の表出（1歳/1歳6ヵ月）．
・二語文（2歳/3歳）．

「今までの発達で気になることはありませんか？」と尋ねます．視線が合わない，指差ししない，奇妙な仕草，タイヤなどの回転物が好き，など発達障害の特徴が通常の問診からもわかることがあります．

5 成長歴

母子手帳の記録を参考にして，身長・体重・頭囲を評価します．標準偏差（SD）を記載します．

> **Point　妊娠歴，分娩歴，家族歴，発達歴，成長歴聴取のポイント**
> ①母子手帳を有効に活用し，情報を得ます．
> ②発達指標をチェックします．
> ③今までの発達で気になることを尋ねます．

Ⅲ　現病歴

時間軸診断による病態予測を行います（Ⅰ, Ⅱ, Ⅲ, A, B, Cは図2に対応）．

1 発症の時期を推定する

Ⅰ．胎生期

胎児エコー異常（水頭症，脳奇形），胎動が少ない，生下時の関節拘縮（末梢神経，筋疾患），羊水が多い（二分脊椎，先天性筋疾患，先天性サイトメガロウイルス・トキソプラズマ感染症，など），奇形（染色体異常），など．

Ⅱ．分娩時

出生時の仮死は脳性麻痺の原因として最も多いです．ヘルペス脳炎の好発時期でもあります（産道感染）．

Ⅲ．生後

2 発症の経過を推定する

A．年単位で慢性に経過するもの

・胎生期発症＋年単位で慢性の経過

　脳の形成異常や，先天性感染症，胎児バルプロ酸症候群，など．

・分娩時発症＋慢性に経過するもの

　脳性麻痺．そのほかに脳腫瘍，変性疾患，代謝性疾患，なども慢性に経過するものが多いです．

　また，いったん獲得した機能が低下する退行性疾患であっても，初期には"発達の停滞"という形で示されることも多いことに注意します．

B．月，週単位の亜急性に発症するもの

上気道炎などの感染症に引き続き，週から月の単位で発症⇒急性散在性脳脊髄炎，Guillain-Barré症候群，予防接種後の副反応，など．多くが自己免疫的機序によります．

C．日，時間単位で急性発症するもの

けいれん，血管性障害，急性脳症，髄膜炎，などの中枢神経系感染症では，異常の出現時期が明確で，何月何日の何時からというように表現されることが多いです．

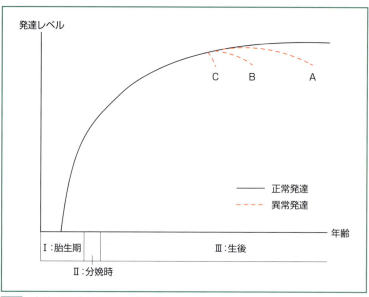

図2 症状の発症時期と時間経過
発症時期により，Ⅰ：胎生期，Ⅱ：分娩時，Ⅲ：生後に分ける．次に時間経過により，A：慢性（年単位），B：亜急性（月，週単位），C：急性（日，時間単位）に分ける．

> **Point　時間軸診断のポイント**
> ①成人との違い：成人ではすでに獲得した機能の欠落が問題となるのに対して，小児ではむしろ，機能の獲得自体に問題が生じる場合が多いです（言語発達遅延，運動発達遅延，など）．
> ②好発年齢：脳の成熟度に対応して発症する疾患があります．例：乳児てんかん性スパズム症候群（3ヵ月〜1歳），泣き入りひきつけ（6ヵ月〜2歳），熱性けいれん（1〜5歳）．

Ⅳ 部位予測を行う（図3）

　運動障害を主訴にした患児について考えてみます．
　麻痺がある場合は障害部位が，**直接運動路**（皮質脊髄路）の①**一次ニューロン（大脳・脳幹・脊髄）**か，②**二次ニューロン（脊髄，末梢神経，筋）**であるかの見当をつけていきます．一次ニューロンのうち，大脳病変の場合は，麻痺以外の**大脳局在徴候**（てんかんや視野の異常など大脳の局所的な病変に対応した症状）を伴い，脳幹病変の場合も多くの場合はほかの**脳神経症状（聴覚異常や顔面神経麻痺など）**を伴います．二次ニューロンの病変では，末梢神経と筋の病変の鑑別が重要です．末梢神経疾患では遠位の手首や指先の筋力低下・筋萎縮や凹足変形が強く現れるのに対し，筋疾患では肋間筋など近位筋の障害が初期に目立つ傾向があります．また，歩行はできても，背部や腰部の筋力低下により起き上がりの困難さを訴えることがあります．また，筋ジストロフィーのように見かけ上，筋が肥大することがあります．脊髄病変では膀胱直腸障害が合併したり，麻痺のレベルが明確な特徴を持ちます．

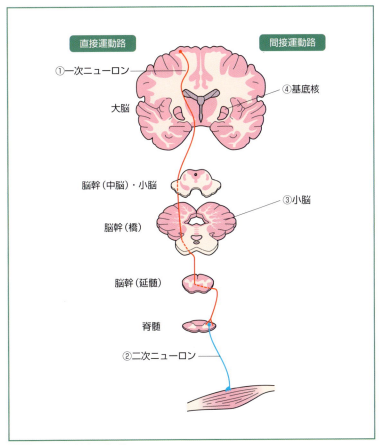

図3 ▶ 局在診断（運動系）
運動の障害が，麻痺の場合には直接運動路（皮質脊髄路）の①一次ニューロン（大脳・脳幹・脊髄）か②二次ニューロン（脊髄，末梢神経，筋）であるかの見当をつけていく．麻痺はないものの，スムーズな運動ができない場合は，間接運動路の異常を考え，正確で素早い動作が行えない時は③小脳の，動作とは関係ない筋の筋緊張亢進などでは④基底核の異常を考える．

　一方，麻痺はないものの，スムーズな運動ができない場合は，**間接運動路**の異常を考えます．筋力が保たれているのに動きが少ない，動作が遅い，手が震える，速い動きに頸部を動かす，鼻に抜ける話し方，小さな字が書きにくい，などは③**小脳障害**を疑わせます．また，動作時に口が開いたり（よだれが多い），ねじれた姿勢をとる，肩が凝りやすい，動きに力が入りぎこちない，食事摂取量の割に体重が増えない（筋が絶えず収縮しているため），などは④**基底核障害**でみられやすい症状です．
　このように問診である程度の病変を予測することで，予想される病変部位の診察に重点を置くことが可能となります．

2 頭部と皮膚所見の診かた

神経系と皮膚はともに外胚葉由来であり，頭部と皮膚の観察が，疾患発見の手がかりとなります．

I 頭囲の測定法

外後頭隆起と眉の直上（前額部の最突出部ではありません）を通る頭囲を計測します（図1）．

- **小頭** 平均値よりも－2SDあるいは－3SD以下
  - 頭蓋形成に関わるもの⇒頭蓋骨縫合早期癒合症
  - 脳容量低下⇒脳の発育不全（代謝，奇形，染色体異常），感染
- **大頭** 平均値よりも＋2SDあるいは＋3SD以上
  - 頭蓋骨が大きい⇒軟骨無形成症などの骨系統疾患
  - 脳容量が大きい⇒巨脳症や多小脳回症などの分化・遊走異常
  - 脳室が大きい⇒水頭症
  - 脳周囲の開大⇒硬膜下血腫・水腫

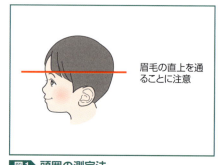

図1 頭囲の測定法（眉毛の直上を通ることに注意）

母子手帳の頭囲曲線を記入しよう（図2）

- 家族性大頭症⇒頭囲曲線は基準線とほぼ平行に推移．
- 脳容量が増えない疾患（後天性小頭症，Rett症候群などの神経変性疾患）⇒頭囲曲線がより下に離れる．
- 水頭症⇒頭囲曲線が途中からより上に離れる．

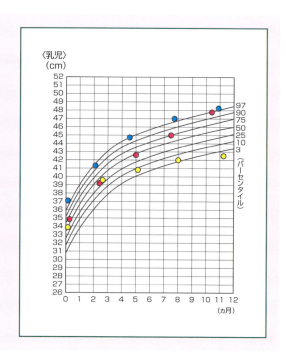

図2 乳児身体発育曲線（頭囲）
（平成22年度厚生労働省乳幼児発育調査
https://www.mhlw.go.jp/file/04-Houdouhappyou-11901000-Koyoukintoujidoukateikyoku-Soumuka/zu7.pdf より改変）
- 🔵：家族性大頭症
- 🟡：Rett症候群
- 🔴：水頭症

Ⅱ 大泉門 (図3)

対辺中点を結ぶ2つの径の平均をmmで表します.
- 生後6ヵ月以下で50mm, 6～9ヵ月で40mm, 9～12ヵ月で30mm以上の場合は異常を疑います.
- 正常では1歳で半数が, 2歳までにはすべてが閉鎖します.
- 早期閉鎖は小頭症, 頭蓋骨縫合早期癒合症などを示します.
- 閉鎖遅延は軟骨無形成症といった骨系統疾患などを示します.
- 大泉門陥凹は脱水, 循環不全を示します.
- 膨隆は頭蓋内圧亢進を示しますが, 発熱や啼泣でも膨隆します.

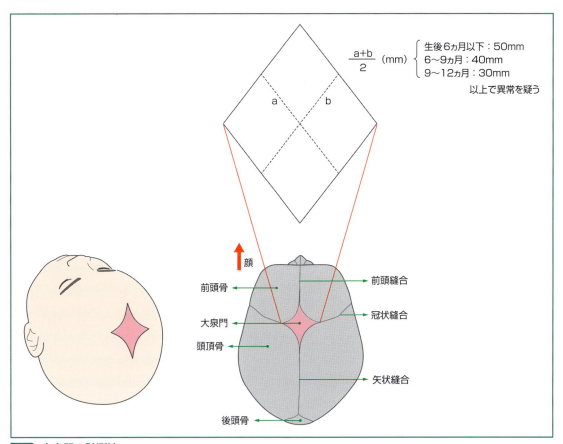

図3 大泉門の計測法
対辺中点を結ぶ径の平均.

Ⅲ 骨縫合部

骨縫合部の盛り上がり ridge は頭蓋骨縫合早期癒合症を示します (図4).

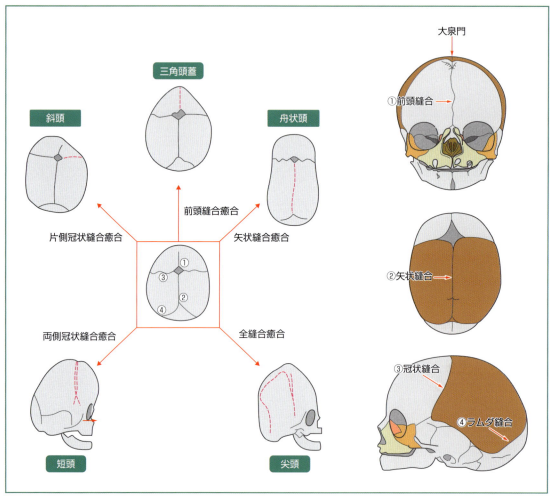

図4 ▶ 大泉門, 頭蓋縫合と頭蓋骨縫合早期癒合症の関係

Ⅳ 皮膚所見

1 母斑

皮膚の形成異常であり，神経皮膚症候群の診断に重要です．特に①ポートワイン斑（単純性血管腫），②カフェオレ斑，③白斑，顔面血管線維腫が重要です．

①ポートワイン斑（図5）

出生時からある皮膚面より隆起しない扁平な不整形の鮮紅色〜暗赤色斑で，自然消退しません．思春期を過ぎると濃い紫色がかった色調になり，成人以降はポリープ状に隆起することもあります．分布は"三叉神経第Ⅰ-Ⅱ枝領域の片側顔面"が多いですが，まれに両側性もあります．四肢や体幹に広くみられることも多く，四肢の片側肥大を伴うものはKlippel-Trenaunay-Weber症候群と言います．

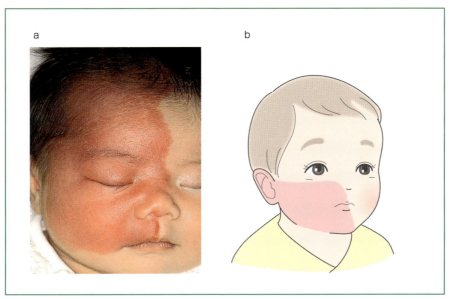

図5 ポートワイン斑
三叉神経第Ⅰ-Ⅱ枝領域に生じた場合（a）は，牛眼，緑内障，網膜血管異常，などの眼合併症に注意する必要がある．bは第Ⅲ枝領域のポートワイン斑．
（馬場直子先生より提供）

Sturge-Weber症候群

ポートワイン斑（三叉神経領域）＋眼の脈絡膜血管腫＋髄膜血管腫および脳実質石灰化，眼症状として牛眼（眼球が大きくなること），緑内障，網膜血管異常，などを，脳神経症状としてけいれん・麻痺・精神運動発達遅滞，などを認めます．ポートワイン斑が眼瞼に及ぶ場合には眼科併診が必要です．

②カフェオレ斑 (図6)

　出生時(70%)〜生後数ヵ月以内に現れます．ミルクコーヒー色の辺縁がくっきりした色素斑が全身に多発します．思春期前に直径5mm以上，思春期以降に15mm以上のカフェオレ斑が6個以上認められれば，神経線維腫症1型 (von Recklinghausen病) が疑われます．次のような母斑も診断的意義が高いです．

- von Recklinghausen斑：間擦部 (腋窩，鼠径部など) に多発するそばかす様色素斑で，2歳以降に出現します．
- 神経線維腫：軟らかい大小さまざまな半球状あるいはポリープ状に隆起する腫瘤で，思春期頃に出現することが多いです．時に大きく弁状もしくは懸垂状に垂れ下がるものがあり，びまん性蔓(つる)状神経線維腫と呼びます．全身どの部位にでも出現する可能性があります．

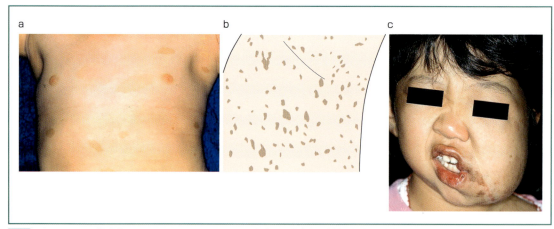

図6 カフェオレ斑(a)，von Recklinghausen斑(b，腋窩)，神経線維腫(c)
(馬場直子先生より提供)

神経線維腫症1型(von Recklinghausen病)

　神経堤起源細胞由来の母斑症で，発症率は1/3,000程度です．遺伝形式は常染色体顕性(優性)遺伝で，60%前後は突然変異によります．NF1遺伝子の蛋白neurofibrominは，腫瘍形成遺伝子であるRASを負に制御することで細胞増殖や腫瘍形成を抑えています．疑い例では，一度はMRI/CTを撮り，いわゆる"過誤腫様病変"を見出し，確定診断に役立てるとともに，頭蓋骨，顔面骨欠損の有無と視神経を主とした腫瘍の検索を行う必要があります．眼科を併診し虹彩の小結節の有無の確認や，定期的な視野測定を依頼しましょう．母斑は扁平母斑と区別できない薄い褐色斑で，整容的にレーザー治療を行う場合もありますが，ほとんどは再発してしまうため通常は適応となりません．側弯や四肢骨変形，偽関節合併例では，整形外科も併診する必要があります．

③ 白斑（図7）

　出生時から生後数ヵ月までに出現する境界不鮮明な白斑です．単発すれば脱色素性母斑で無症候性ですが，列序性に複数あれば伊藤白斑，木の葉状白斑が多発すれば結節性硬化症を疑い，神経系合併症を検索します．1～2歳以降に顔面にイボ状小丘疹（血管線維腫）が多発してくれば，結節性硬化症を強く疑います．

・顔面の血管線維腫：鼻唇溝，頬部，鼻周辺に，対称性に常色～淡紅色の，直径2～10 mmの硬い丘疹が多発します．出生時には認められず，1～2歳以降に初発し，年齢とともに増加し，やがて皮疹が融合すると腫瘤状や局面状となります．皮膚の結合組織成分と血管成分の増加による過誤腫で，組織学的には血管線維腫です．5歳以上の結節性硬化症患者の80％以上に認められ特異性も高いため，本徴候があれば結節性硬化症と診断できます．

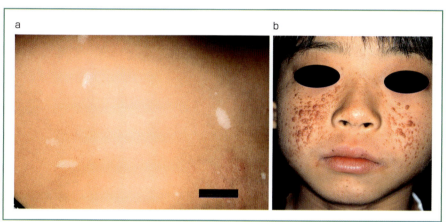

図7 木の葉状白斑（a）および血管線維腫（b）
（馬場直子先生より提供）

結節性硬化症

　外胚葉系，中胚葉系の胚発生異常により，皮膚，大脳，心臓，腎臓，網膜，などさまざまな臓器に過誤腫性病変が多発します．発症率はおよそ1/7,000で，家族内発症例（40％）は常染色体顕性（優性）遺伝，残りは孤発例（突然変異）です．原因遺伝子（⇒蛋白）は，*TSC1*（⇒hamartin）あるいは*TSC2*（⇒tuberin）で，*TSC1/TSC2*複合体としてmTORを介して細胞増殖や細胞の大きさの調節に関与しています．胎児エコーで心臓腫瘍から診断される例も多いですが，新生児期が最大で以後腫瘍は消退します．網膜過誤腫，虹彩の色素斑の有無を眼科併診で調べてもらいます．また，腎エコーを行って腎血管筋脂肪腫を認めれば泌尿器科を併診します．

2 腰仙部にみられる皮膚所見（図8）

　ポートワイン斑，多毛・異常毛髪，皮膚洞，皮膚陥凹や脂肪腫は潜在性二分脊椎を疑います．

　新生児期では超音波検査で鑑別できるため，新生児で所見を認めたら早期に専門機関に紹介するとよいでしょう．

　新生児期以降は，臀裂より上位ではMRIを行い，脂肪腫による脊髄円錐の係留や，皮膚洞の皮下から脊椎管内への進展を調べます．

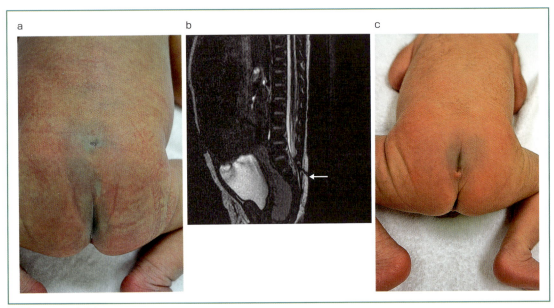

図8　仙尾部皮膚洞
a：臀裂より上位にみられた例．
b：aの脊髄MRI像．皮下にも異常がみられる．
c：洞の深い例．スクリーニングの超音波検査で皮下に異常なし．

3 神経学的診察：①乳児

親の膝の上での遊びを観察しながら問診を行います．この状態でなるべく多くの情報を得ます．次に診察台で評価を行い，最後にまた膝の上に戻します．おもちゃを机の上に置き，遊びを通じて興味や動きを引き出し，神経所見を評価します．

I 保護者の膝の上での診察

1 現病歴，妊娠歴，周産期歴の聴取

あらかじめ記入してもらった外来病歴用紙をみながら，現病歴，妊娠歴，周産期歴を要約します．「お母さんと一緒に退院できましたか？」などと質問します．⇒（第1章参照）

2 身長，体重，頭囲の評価

①母子手帳の発育曲線を参照します．⇒（第1章参照）
②頭囲を評価します．⇒（第2章参照）
・頭囲の拡大：水頭症，ライソゾーム病，Alexander病，など．
・（獲得性）小頭症：Rett症候群，種々の変性疾患．

3 意識レベルの評価

通常の意識レベルはJCS 0です．⇒（第10章参照）

4 発達の評価

特に運動発達の評価が重要です（**半数が獲得する年齢／この年齢でクリアできなければ異常**）．

粗大運動 バランス調節を要する大きな動作
・頸定：抱っこをした時，後頭部を押さえなくてもぐらつかない（3ヵ月／5ヵ月）．
・座位：座位をとらせると数秒以上座っていられる，手をついていても可（6ヵ月／8ヵ月）．
・独歩（13ヵ月／1歳6ヵ月）．

微細運動 おもちゃを用意しておき，把握のしかたを観察（デンバー発達検査の一部でもあります）（図1）．
・おもちゃに手を伸ばす（5ヵ月／7ヵ月）．
・熊手づかみをする．手のひら全体でつかむ（6ヵ月／8ヵ月）．
・物を左右の手に持ち替える（7ヵ月／10ヵ月）．
・親指を使ってつかむ（8ヵ月／10ヵ月）．
・親指と示指でつかむ（10ヵ月／12ヵ月）．
⇒アテトーゼ型脳性麻痺では，物をつかもうとすると，口が開いたり，もう一方の手に力が入ったりすることがあります（over-flow現象）．⇒（第12章参照）
・表情，興味，関心，顔や音に反応して笑う（3ヵ月），人見知りの有無，など⇒全般的発達遅延の

評価.
・抱かれるのを嫌がるか，視線を合わせないか，聴覚・知覚過敏の有無⇒自閉スペクトラム症の評価．⇒（第5章参照）

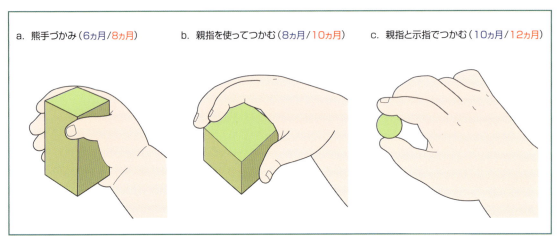

図1 ▶ 把握のしかた
a．熊手づかみ（6ヵ月/8ヵ月）　b．親指を使ってつかむ（8ヵ月/10ヵ月）　c．親指と示指でつかむ（10ヵ月/12ヵ月）

5 上肢筋力
通常の5段階評価は無理ですが，麻痺（0/5，1/5），筋力低下（2/5，3/5）の有無は，観察と保護者への問診で記入します．片麻痺は見逃されやすいですが，この時期に利き手がはっきりしているのは異常ですので，片麻痺の可能性を念頭に置きます．

6 不随意運動の有無
診察中に観察できることは少ないので，保護者への問診が大事です．携帯電話などで撮影した動画を持参してもらいましょう．

7 頭部の観察，触診，小奇形チェック，皮膚所見
⇒（第2章参照）

8 胸，腹部聴診
通常の理学的診察の一環として行います．

9 脳神経所見　⇒（第7章参照）
苦痛を伴うため児が泣き出すかもしれないような検査は最後に回して，おもちゃを使って遊びながら行います．
・第Ⅱ脳神経：おもちゃの指標物に注目させ検査します．
・第Ⅲ，Ⅳ，Ⅵ脳神経：眼位：角膜反射試験による斜視の有無，眼球運動：ゆっくりとした動き（滑

動追跡性眼球運動），急激な運動（衝動性眼球運動），眼瞼下垂の有無，対光反射（部屋を暗くしたほうがみやすいです，**第10章**参照）．

・**第Ⅶ脳神経**：顔面神経麻痺の有無（最後に必ず泣いた顔でも確認します）．
・**第Ⅷ脳神経**：聴神経．手をこすり合わせたり，音の出るおもちゃを用いたりして，振り向くかどうかをみます．どちらから呼んでも振り向くかどうかもチェックします．視運動性眼振もみます（巻尺を見つめさせながら，素早く左右に動かします）．
・**第Ⅺ脳神経**：副神経．肩の位置の左右差をみます．

10 筋緊張（トーヌス） ⇒（**第8章**参照）

硬さ・伸展性・被動性の3項目で筋緊張（トーヌス）を評価します．

①硬さconsistency

指でつまんで筋肉の硬さを評価します．通常は上腕二頭筋，腓腹筋で評価します．明らかな所見を有意とします．

・明らかに硬い（コリコリした感じ）
　⇒脳性麻痺，皮膚筋炎やDuchenne型筋ジストロフィー，など．
・明らかに軟らかい（マシュマロ様，脂肪と区別がつかない）
　⇒脊髄性筋萎縮症，一部のミオパチー．

②伸展性extensibility

関節を他動的にゆっくり伸展・屈曲させた時の関節の可動性で評価します．

・抵抗
　⇒筋疾患や錐体外路障害による固縮で低下しますが，痙縮では変化しません．
・可動域
　⇒掌関節の背屈，肘関節の伸展，股関節の開排，膝関節の伸展，足関節の背屈．

③被動性passivity

・関節を持ち，ぶらぶら揺らした時の振れ具合
　⇒手首，足首を持って左右に揺らします．小脳病変で亢進します．
・他動的に素早く屈伸させた時の可動性
　⇒肘関節，足関節で評価します．
　　痙直spasticityでは最初に抵抗を感じますが，途中で急に抵抗が減ります（折りたたみナイフ現象）．
　　足関節では足クローヌスankle clonusの評価も同時に行います．
　⇒6ヵ月以上でみられる場合は，病的反射陽性（**第6章**参照）と同様に，錐体路障害を意味します．

11 腱反射 ⇒（**第6章**参照）

・下顎反射（反射中枢：橋の三叉神経運動核）
・上腕二頭筋反射（反射中枢：C5, 6）
・上腕三頭筋反射（反射中枢：C6-8）

- 腕橈骨筋反射（反射中枢：C5, 6）
- 膝蓋腱反射（反射中枢：L2-4）
- アキレス腱反射（反射中枢：L5, S1）

12 手掌おとがい反射・Babinski反射（病的反射），足クローヌス

脳の運動領域か皮質脊髄路の障害で出現します．Babinski反射は2歳頃まで残存します．
⇒（第6章参照）

13 手掌把握反射（3ヵ月で消失）（図2），足底把握反射（6ヵ月で消失）（原始反射）（図3）
⇒（第6章参照）

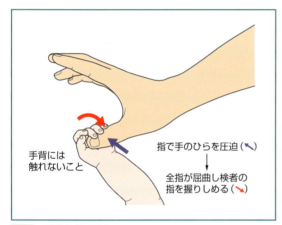

図2 手掌把握反射

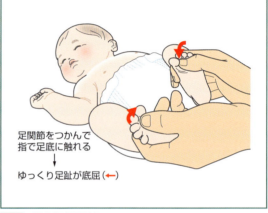

図3 足底把握反射

> **Point** 原始反射
>
> 　脊髄，脳幹を中枢とする反射．胎生5～6ヵ月から発達して，より高位の中枢の発達に伴い，生後2～4ヵ月に消失します．これらの反応の消失の遅れは中脳，大脳の発達の問題を示します．代表的なものに手掌把握反射，足底把握反射，非対称性緊張性頸反射 asymmetric tonic neck reflex (ATNR)，Moro反射があります．

II 診察台での診察-①背臥位

1 姿勢　⇒（第8章参照）

通常，膝は床面より上にあります．下肢筋力が大まかに3/5以上を示します．
蛙様肢位 frog posture は筋緊張低下のサインとなります（図4）．

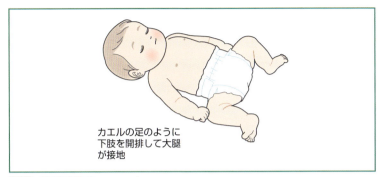

図4 ▶ 蛙様肢位 frog posture

② 非対称性緊張性頸反射（ATNR）（3ヵ月で消失）（原始反射）（図5）
　⇒（第6章，第12章参照）

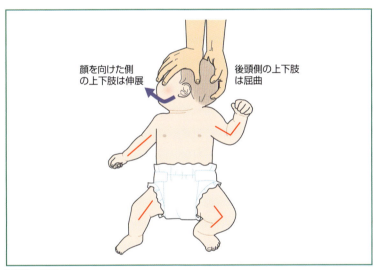

図5 ▶ ATNR

③ 後弓反張（図6），除皮質硬直姿勢（図7）の有無
　⇒（第12章，第10章参照）

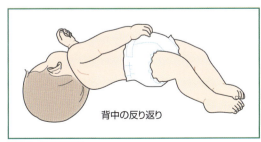

図6 ▶ 後弓反張

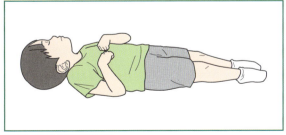

図7 ▶ 除皮質硬直姿勢

4 項部硬直

⇒（第10章参照）

5 肝脾腫の有無

- 肝腫大：肋骨弓下縁を越えて触れる場合に疑います．
- 脾腫：鎖骨中線上で脾臓の辺縁を触知します（正常でも10％程度触知することがあります）．

6 引き起こし反射 traction response（姿勢反射）（図8）　⇒（第8章参照）

- 体を引き起こした際に，生後5ヵ月を超えているのに頭が体軸より遅れるようならば，末梢神経や筋の疾患を疑います．
- 下肢の伸展，交差があれば，脳性麻痺のリスクが大きいです．

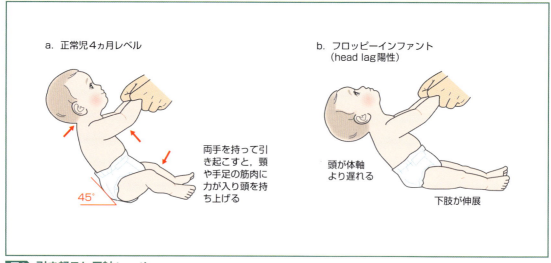

図8 ▶ 引き起こし反射 traction response

> **Point　姿勢反射**
> 中脳，大脳皮質が関与する反射．ここでは，運動負荷に対する反応から隠れた錐体路徴候を見出すための検査として，引き起こし反射，腋窩垂直抱き，パラシュート反射を取り上げます．

Ⅲ 診察台での診察-②座位

1 座位の可能・不能
手が自由になっているか,そして体幹が安定しているかをみます.

2 腋窩垂直抱き vertical suspension(姿勢反射)(図9)

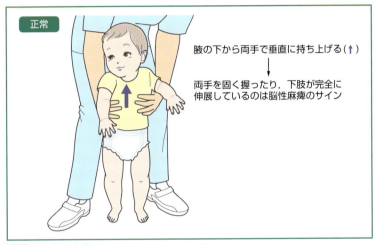

図9 腋窩垂直抱き vertical suspension

3 パラシュート反射(前方,側方)(姿勢反射)(図10) ⇒(第6章参照)
座位の発達とともに6〜7ヵ月から出現し始め,生涯持続します.片麻痺の診断に非常に有用です.

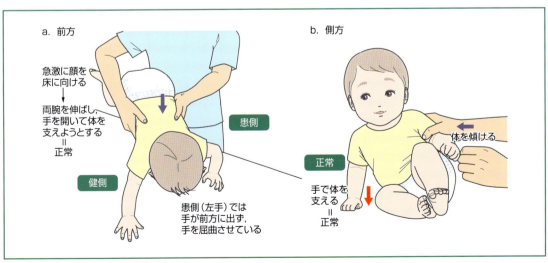

図10 パラシュート反射(前方,側方)

第3章 神経学的診察:①乳児

Ⅳ 診察台での診察-③腹臥位

1 姿勢（図11）

腹臥位が嫌いな児，慣れていない児もいるため，問診ですませる場合もあります．

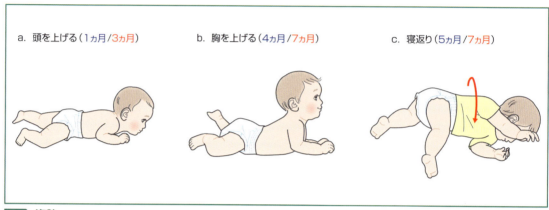

図11 姿勢

2 移動（下肢筋力）（図12）

個人差が大きく，発達の尺度としては判断が難しいですが，筋力の判定に有用です．

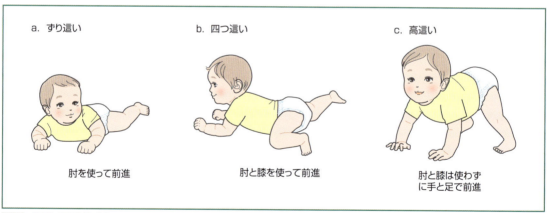

図12 移動（下肢筋力）

3 仙尾部の診察 ⇒（第2章参照）

異常毛髪や多毛，腫瘤，皮膚洞や皮膚陥凹など潜在性二分脊椎の皮膚サインを観察します．

4 Moro反射（生後4ヵ月までに消失）（原始反射）（図13）
⇒（第6章参照）

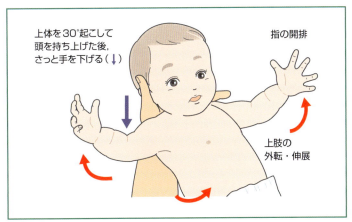

図13 Moro反射

Ⅴ 再び保護者の膝の上での診察

1 表在感覚への反応
　指先でこすった時の，表情や動作の変化でみます．部位の大雑把な特定ができればよしとします．また，この年齢で深部感覚を診断することは困難です．

2 脳神経所見（口腔の診察が関わるもの）　⇒（第7章参照）
　泣き出すこともあるので，これらはなるべく最後に評価します．
- 第Ⅸ・Ⅹ脳神経：舌咽・迷走神経．哺乳，離乳食の進み方である程度判断します．
- 軟口蓋反射：舌圧子で軟口蓋の外側から正中に向けて刺激すると，正常であれば両側の軟口蓋の挙上がみられます．
- 第Ⅻ脳神経：舌下神経．線維束性収縮fasciculationは舌の表面にライトを当てると不規則にバラバラな動きとして観察されます．泣いている時はfasciculationと見誤りやすいですが，動画に撮影し拡大して観察すれば容易です．

> **Point** 発達遅滞，脳性麻痺，自閉スペクトラム症を疑う時
> 　発達遅滞は全般的に遅れがあり，脳性麻痺（リスク）児は腱反射亢進，原始反射の残存，病的反射消失遅延，姿勢反射，などの異常を認めます．自閉スペクトラム症では，視線が合わない，興味がない，笑わない，などの異常を認めることがあります．

4 神経学的診察：②幼児（1〜5歳）

診察の順序は乳児と同様に行います．幼児では言語や社会性，歩行，小脳症状の評価が可能です．以下，幼児で可能な追加診察を示します．

1 発達の評価（半数が獲得する年齢/この年齢でクリアできなければ異常）

①おもちゃを上手に活用します

例えば，図1のような型ハメを利用して，「青いのをお母さんに渡して」という課題に答えられれば，
- 指示に従う（2歳/3歳6ヵ月）
- 色の識別（3歳/5歳）

の簡単なスクリーニングになります．

②運動発達遅滞のスクリーニング
- 独歩（13ヵ月/1歳6ヵ月）

③言語発達遅滞のスクリーニング
- 意味のある単語（1歳/1歳6ヵ月）
- 二語文（名詞＋動詞など2つの単語から構成される発話）（2歳/3歳）

④自閉スペクトラム症のスクリーニング

この年齢では，通常は保護者の視線に守られながら（意識しながら）関わりを外に広げていく時期になります．例えば，次の6項目を母親に質問します．

1 視線反応：「目と目が合いますか？」（図2）
2 呼名反応：「名前を呼ぶと振り向きますか？」
3 見立て遊び：「ごっこ遊びをしますか？」（図3）
4 気持ちの共有：「自分の興味があるものを持ってきて見せますか？」
5 指さし：「自分の興味，要求を指さしで伝えますか？」（図4）
6 保護者の確認：「不安な時には，お母さんの顔を見て確認しますか？」

⇒（第5章，表2参照）

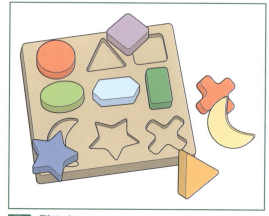

図1 型ハメ

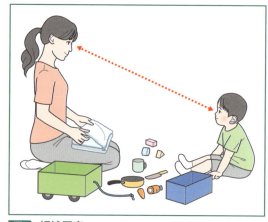

図2 視線反応

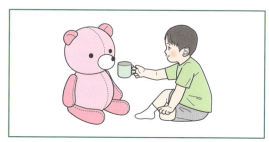

図3 見立て遊び

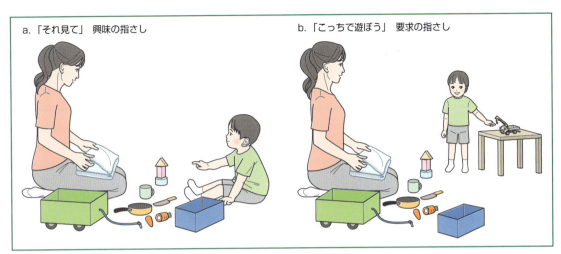

図4 指さし
a.「それ見て」興味の指さし
b.「こっちで遊ぼう」要求の指さし

> **Point** キーワード
> 親と眼差しを交わして，世界を広げていく．

2 その他の項目

　その他の項目は，乳児の保護者の膝の上での診察と同様ですが，小脳症状も観察します．
　おもちゃを取らせ，①**測定異常の有無**，②**動作時振戦の有無**を確認します．可能であれば，**指鼻指試験**（図5）を行います（指示が理解できる発達年齢である必要があります）．
　検者の指先に触れさせ，その後被検者の鼻に触れ，さらに検者の指先に触れる動作を繰り返させます．測定異常，動作時振戦を確認します．
　歩行可能な年齢であれば，ついで立位での歩行の観察を行います．痙性歩行，小脳障害，基底核障害，末梢神経障害，筋障害を見出すための優れた負荷試験とも言えます．⇒（**第9章参照**）
　歩行の診察後，下位の脳神経の診察を行い終了します．

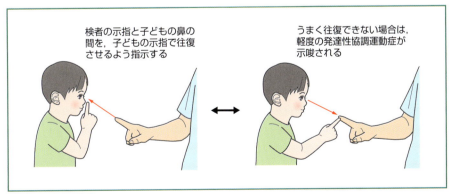

検者の示指と子どもの鼻の間を，子どもの示指で往復させるよう指示する

うまく往復できない場合は，軽度の発達性協調運動症が示唆される

図5 指鼻指試験

第4章 神経学的診察：②幼児（1〜5歳）

5 神経学的診察：③学童（6歳以上）

基本的には，成人の神経学的診察の多くを行うことができますが，学校生活の状況（困っていること，教師からの指摘）の聴取から多くの情報を得られます．以下，学童以降で可能となる追加診察を示します．

> **Point** 学業状況の確認
>
> 学校名や教師の名前などを聞きながら，学校生活の状況を聞きます．特に読み，書き，計算について学校での評価（通知表）が大変役立ちます．

小児に特有なものとして，限局性学習症 specific learning disorder（SLD），注意欠如多動症 attention deficit/hyperactivity disorder（ADHD），自閉スペクトラム症 autism spectrum disorder（ASD），発達性協調運動症をスクリーニングします．以下に詳述します．

1 限局性学習症（SLD）

全般的な知的発達に遅れはなく，大きな神経学的異常もないのに，聞く，話す，読む，書く，計算する，などの特定の能力認知に著しい困難がある状態を言います．

- **読字障害 dyslexia**：学習障害のなかで最も多いです（80%）．十分な知的能力と意欲があり，語彙力や文法力がありながら，発音間違いが多くたどたどしい喋り方をします．また，よく似た文字が理解できなかったり，文章を読んでいるとどこを読んでいるのかわからなくなってしまったり，逆さに読んでしまったり，新しい単語を何度も発音しようとしたりします．
- **書字障害 dysgraphia**：文字を書くことに困難を示します．黒板の写字が難しかったり，鏡字を書いてしまったり，難しい漢字が書けなかったりします．発達性協調運動症の一部であることも多いです．
- **算数障害 dyscalculia**：数字や記号の意味がわからなかったり，簡単な計算ができなかったり（指を使わなければできない），繰り上がりや繰り下がりが理解できなかったり，数の大小の理解が困難だったりします．
  ⇒これらの障害がある場合は知能検査を行い，**全般的な知能低下のないことを確認する必要があります**．

2 注意欠如多動症（ADHD）

注意持続の欠如，and/or 年齢や発達レベルに見合わない多動性や衝動性が特徴です．

- **不注意**：うっかりして同じ間違いを繰り返したり，課題から気がそれやすい．
- **多動性**：おしゃべりが止まらなかったり，待つことが苦手でうろうろしてしまったりする．
- **衝動性**：約束や決まりごとを守れなかったり，せっかちでいらいらしてしまうことがよくある．
  ⇒これらが当てはまる場合は，表1のチェックリストへ

表1 ▶ 注意欠如多動症の診断基準（DSM 5-TRによる）

A. （1）および/または（2）によって特徴づけられる，不注意および/または多動性−衝動性の持続的な様式で，機能または発達の妨げとなっているもの：それぞれ，（a）〜（i）の症状のうち6つ（またはそれ以上）がしばしばみられることが少なくとも6ヵ月持続したことがあり，その程度は発達の水準に不相応で，社会的および学業的/職業的活動に直接，悪影響を及ぼすほどである.

＊（a）〜（i）の症状は，単なる反抗的行動，挑戦，敵意などの表れではなく，課題や指示を理解できないことでもない. 青年期後期および成人（17歳以上）では，少なくとも5つ以上の症状が必要である.

（1）**不注意**
- （a）学業，仕事またはほかの活動中に，綿密に注意することができない，または不注意な間違いをする.
- （b）課題または遊びの活動中に，注意を持続することが困難である.
- （c）直接話しかけられた時に，聞いていないようにみえる.
- （d）指示に従えず，学業，用事，職場での義務をやり遂げることができない.
- （e）課題や活動を順序立てることが困難である.
- （f）精神的努力の持続を要する課題に従事することを避ける，嫌う，またはいやいや行う.
- （g）課題や活動に必要なものをなくしてしまう.
- （h）外的な刺激によってすぐ気が散ってしまう.
- （i）日々の活動で忘れっぽい.

（2）**多動−衝動性**
- （a）手足をそわそわ動かしたりとんとん叩いたりする，または椅子の上でもじもじする.
- （b）席についていることが求められる場面で席を離れる.
- （c）不適切な状況で走り回ったり高い所へ登ったりする.
- （d）静かに遊んだり余暇活動につくことができない.
- （e）"じっとしていない"，またはまるで"エンジンで動かされているように"行動する.
- （f）しゃべりすぎる.
- （g）質問が終わる前に出し抜いて答え始めてしまう.
- （h）自分の順番を待つことが困難である.
- （i）他人を妨害し，邪魔する.

B. 不注意または多動−衝動性の症状のうちいくつもが12歳になる前から存在していた.

C. 不注意または多動−衝動性の症状のうちいくつもが2つ以上の状況（例：家庭，学校，職場；友人や親戚といる時；そのほかの活動中）において存在する.

D. これらの症状が，社会的，学業的または職業的機能を損なわせている，またはその質を低下させているという明確な証拠がある.

E. その症状は，統合失調症，またはほかの精神症の経過中にのみ起こるものではなく，ほかの精神疾患（例：気分症，不安症，解離症，パーソナリティ症，物質中毒または離脱）ではうまく説明されない.

---

3 自閉スペクトラム症（ASD）

社会的コミュニケーションに困難を伴う，and強いこだわりがあることが特徴です.

・**社会的コミュニケーションの困難**：他者とのやり取りが苦手，言葉や非言語的なサインの理解が難しい，他者への興味がない.

・**繰り返し行動や興味の限定**：同じ行動を繰り返す，小さな変化に順応できない，特定の物事に強いこだわりを持つ.

・**感覚過敏または感覚鈍麻**：特定の音や光に過敏に反応する，逆に痛みや温度の変化に鈍感である.
⇒これらが当てはまる場合は，表2のチェックリストへ

表2 自閉スペクトラム症の診断基準（DSM 5-TRによる）

A. 複数の状況で社会的コミュニケーションおよび対人的相互反応における持続的な欠陥があり，現時点または病歴によって，以下のすべてにより明らかになる．
   (1) 相互の対人的-情緒的関係の欠落で，例えば，対人的に異常な近づき方や通常の会話のやりとりのできないことといったものから，興味，情動，または感情を共有することの少なさ，社会的相互反応を開始したり応じたりすることができないことに及ぶ．
   (2) 対人的相互反応で非言語的コミュニケーション行動を用いることの欠陥，例えば，統合の悪い言語的と非言語的コミュニケーションから，視線を合わせることと身振りの異常，または身振りの理解やその使用の欠陥，顔の表情や非言語的コミュニケーションの完全な欠陥に及ぶ．
   (3) 人間関係を発展させ，維持し，それを理解することの欠陥で，例えば，さまざまな社会的状況に合った行動に調整することの困難さから，想像遊びを他者と一緒にしたり友人を作ったりすることの困難さ，または仲間に対する興味の欠如に及ぶ．
B. 行動，興味，または活動の限定された反復的な様式で，現在または病歴によって，以下の少なくとも2つにより明らかになる．
   (1) 常同的または反復的な身体の運動，物の使用，または会話．
   (2) 同一性への固執，習慣への頑ななこだわり，または言語的，非言語的な儀式的行動様式．
   (3) 強度または対象において異常なほど，きわめて限定され執着する興味．
   (4) 感覚刺激に対する過敏さまたは鈍感さ，または環境の感覚的側面に対する並外れた興味．
C. 症状は発達早期に存在していなければならない（しかし社会的要求が能力の限界を超えるまでは症状は完全に明らかにならないかもしれないし，その後の生活で学んだ対応の仕方によって隠されている場合もある）．
D. その症状は社会的，職業的，またはほかの重要な領域における現在の機能に臨床的に意味のある障害を引き起こしている．
E. これらの障害は，知的発達症（知的能力障害）または全般的発達遅延ではうまく説明されない．知的発達症と自閉スペクトラム症はしばしば同時に起こり，自閉スペクトラム症と知的発達症の併存の診断を下すためには，社会的コミュニケーションが全般的な発達の水準から期待されるものより下回っていなければならない．

4 発達性協調運動症 developmental coordination disorder

　麻痺や自閉スペクトラム症はなく，歩行などの基本運動は問題なくできますが，著しい不器用やバランスの悪さなどがあって，日常動作や学業に支障を来す状態です（表3）．靴紐が結べず，ボタンがうまくかけられない，図工が遅い，書字が下手，などで明らかになります．日常生活全般に影響し，いじめやからかいの対象になり，低い自己肯定感から後年抑うつ状態を呈しやすいと言われています．

　粗大運動の障害として，片足ジャンプやつま先歩行，踵歩行が上手にできないといったことがあります．あるいはこれらの歩行時に，上肢に舞踏病様運動が生じたりします．小脳症状として，継ぎ足歩行ができなかったり，回内・回外運動をさせると対側も動いたりします（鏡像運動）．知覚系の成熟の遅れを判定するものとして，次の2つのテストが有用です．

① finger differentiation test（図1）：開眼させた状態で，検者の指で2点刺激した時は「2」，1点刺激した時は「1」と答えるというルールを説明します．その後，閉眼させて同様のテストを片側の手で4ヵ所ずつ，合計8ヵ所行います．6ヵ所以上正解で合格とします．8歳以上で不合格を有意とします．

表3 発達性協調運動症の診断基準（DSM 5-TRによる）

A. 協調運動技能の獲得や遂行が，その人の生活年齢や技能の学習および使用の機会に応じて期待されるものよりも明らかに劣っている．その困難さは，不器用，運動技能の遂行における遅さと不正確さによって明らかになる．
B. 診断基準Aにおける運動技能の欠如は，生活年齢にふさわしい日常生活活動を著明に，持続的に妨げており，学業または学校での生産性，就労前および就労後の活動，余暇，および遊びに影響を与えている．
C. この症状の始まりは発達段階早期である．
D. この運動技能の欠如は，知的発達症（知的能力障害）や視力障害によってはうまく説明されず，運動に影響を与える神経疾患によるものではない．

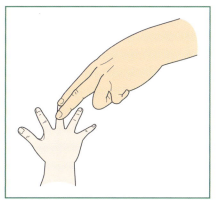

図1 finger differentiation test

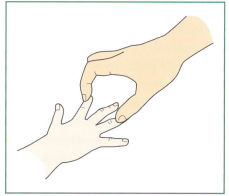

図2 in-between test

② in-between test（図2）：開眼させてルールを説明します．2つの指を同時に触り，その間の指の本数を答えさせます（図の場合は「1」と答えるのが正解です）．閉眼させて左右4回ずつ合計8回行い，6回以上正解で合格とします．

発達障がい質問紙（図3）

問診で児の背景などをすべて確認するのは時間がかかるため，診察前に質問紙に記入してもらうと診察時間をより効果的に利用することができます．

問診票（保護者の方へ）

＊お答えいただける範囲で結構ですので、診察の前にご記入をお願いします。

お子様のお名前 ＿＿＿＿＿＿＿

学校名（幼稚園・保育園）＿＿＿＿＿＿　学年＿＿＿＿

問1　本日受診された理由、ご相談したいことをお書きください。（複数回答可）
□言葉が遅れている・言葉が出ない
□発達全般が遅れている
□集団行動が取れない
□友達とトラブルになってしまう、仲よく遊べない
□学習が遅れている
□落ち着きがない
□手先が不器用である
□運動が苦手である
□その他（下に具体的にお書き下さい）

問2　本日受診された目的は何ですか。（複数回答可）
□診断がつくのかどうか知りたい／診断をつけてほしい
□発達の検査希望
□学校での対処法を知りたい
□家での対処法を知りたい
□薬について相談したい
□リハビリや療育について相談したい
□学校（幼稚園）の先生に受診を勧められた
□健診で受診を勧められた
□その他（下に具体的にお書き下さい）

問3　これまでに、どこかに相談されたり、受診されたりした場所があればお書き下さい。（健診、教育センター、療育施設、学校、病院など）

問4　妊娠、出産から5歳頃までのことについてお聞きします。
1）出産は妊娠（　　週）、出生体重は（　　　g）普通分娩/吸引分娩/鉗子分娩/帝王切開
2）妊娠中に何か異常を指摘されたことはありましたか。
□なかった
□あった（　　　　　）
3）出産時に何か気になることはありましたか。
□なかった
□あった
　→□仮死　□呼吸障害　□低血糖　□黄疸　□その他（　　　　）
3）発達の経過についてお聞きします。
首の座り（　か月）、お座り（　か月）、ひとり歩き（　か月）
初めての言葉（　か月）、二語文（　か月）
・1か月健診：異常なし・あり
・4か月健診：異常なし・あり
・10か月健診：異常なし・あり
・1歳6か月健診：異常なし・あり（　　）
・3歳健診：異常なし・あり（　　）
・5歳健診：異常なし・あり（　　）
4）乳幼児期はどのようなお子さんでしたか。（複数回答可）
□ミルク、母乳のみ飲みが悪かった　□吐きやすかった　□おとなしかった
□かんしゃくをおこしやすかった　□人見知りがなかった
□夜泣きが強かった　□なかなか寝ない子だった
□視線が合わなかった　□指さしをしなかった
□人のまねをしなかった　□手がかかって、育てにくかった
□その他（　　　　）

問5　幼稚園や保育園のころについてお聞きします。
1）新しい環境になじみやすい子でしたか。
□はい　□いいえ
2）園の先生から、どんな子と言われていましたか。
□その他（　　　　）
3）友達との関わりはどうですか。
□あまり関わらない　□誘われれば遊ぶ　□積極的　□けんかが多い
□その他（　　　　）

図3 ▶ 発達障がい問診紙の1例

4) どんな遊びが好きですか／好きでしたか。

5) 運動会や発表会など集団行動への参加はどうでしたか。
□問題なかった □苦手な様子だったがんばっていた □参加できなかった
具体的に：

6) いじめ、友達とのトラブル、転校など、学校で何か変化やトラブルはありましたか。
□ない □ある（下に具体的にお書き下さい）
・いつごろ：
・どのような：

7) スクールカウンセラーにご相談されたことはありますか。
□はい □いいえ

問7 これまでにかかった病気について、年齢もお書き下さい。
・病気やけが（ ）
・アレルギー（ ）
・その他（ ）
・飲んでいる薬など（ ）
・その他自由にご記載ください。

問6 小学生以上の方に、学校での様子についてお聞きします。

1) 学校はどうされていますか。
□普通学級のみ □支援学級に在籍 □支援学級への通級を利用
□特別支援学校在籍 □その他
＊支援学級を利用されている場合は、具体的にお書き下さい。
〈例〉国語、道徳の時間のみ支援学級で個別授業を受けている。週3時間。

2) 友達との関わりはどうですか。
□あまり関わらない・友人がいない □誰とでも仲良くできる
□特定の仲良い友達とは仲良くできる □けんかやトラブルが多い
□その他

3) 出席状況はいかがですか。
□毎日出席 □遅刻、早退が多い □時々休む □不登校
□保健室や相談室への登校

4) 成績はいかがですか。
□上位 □中位 □下位
得意な教科（ ）
苦手な教科（ ）
学習面で困っていることがあればお書き下さい（ ）

5) 部活動（ ）
習い事（ ）
趣味、好きなこと（ ）

問8 性格や行動面について

1) お子さんの性格は（複数回答可）
□内気 □社交的 □消極的 □積極的 □人なつこい □人見知りが強い
□根気がない □我慢強い □泣き虫 □温厚 □怒りっぽい □乱暴
□聞き分けが良い □聞き分けが悪い □まじめ □マイペース
□人に気を遣う □頑固 □几帳面 □おおざっぱ □自己中心的
□その他（具体的に：

2) 手先は器用ですか。
□器用なほう □普通 □不器用

3) 癖やこだわりはありますか。
□ない □ある（具体的に

問9 現在の生活について

1) 食事 □完全に自立 □手伝えば可能 □家族が食べさせている
具体的に：
・偏食はありますか。□ある（ ） □ない

2) 着替え □完全に自立 □手伝えば可能 □家族が着替えさせている
具体的に：

3）排泄　□完全に自立　□声をかければトイレで可　□事前に教える
　　　　□教える　□事後に教える　□教えない
　具体的に：

4）睡眠について
就寝時間（　　）時頃　起床時間（　　）頃
・寝つきが悪いことがありますか。
　□ない　□ある
・途中で起きてしまうことがありますか。
　□ない　□ある

問10　ご家族のことについてお聞きします。
1）ご家族の状況で変わったこと（家族構成の変化、病気など）はありましたか。
　□ない　□ある（下に具体的にお書き下さい）
　いつごろ：
　どのようなこと：

2）ご家族の間で子育てやお子さんの問題について意見の相違はありますか。
　□ない　□ある（具体的に：　　　　　　　　）

3）ご家族、ご親戚に病気の方はいらっしゃいますか。
〈例〉父方祖父：糖尿病、母方叔父：うつ病　など

4）家族構成
母親　（　　）歳　　ご職業（　　　　　）
　健康状態や性格（　　　　　）
父親　（　　）歳　　ご職業（　　　　　）
　健康状態や性格（　　　　　）
ご兄弟

・一緒に暮らしている方はどなたですか。
　母・父・兄弟姉妹（　　人）・祖父・祖母・他（　　人）
・全部で何人暮らしですか。（　　人）

記入者のお名前（　　　　　　　）お子様との続柄（　　　）
　　　　　　　ご協力ありがとうございました。

図3　つづき

診察手順（第3〜5章）のまとめ

保護者の膝上，または椅子に座った状態で

①現病歴，妊娠歴，分娩期歴の聴取　⇒**第1章**参照

②身長，体重，頭囲の評価（SDを記載，母子手帳も参考にする）

③意識レベルの評価（JCS）　⇒**第10章**参照

以下，意識レベルによっては評価できない項目も生じる

④発達の評価（母子手帳も参考にする）　⇒**第1章**，**第5章**参照

　　参考：遠城寺式乳幼児分析的発達検査表，デンバー式発達スクリーニング検査

　　　　　自閉スペクトラム症のスクリーニング（幼児以降）

　　　　　限局性学習症，注意欠如多動症の評価（学童）

⑤不随意運動の有無について（保護者への問診や動画なども参照）

　　⇒**第11章**参照

⑥頭部の診察，小奇形や皮膚所見の評価　⇒**第2章**参照

⑦脳神経所見の評価（前半）（IX，X，XIIはなるべく後に評価する）　⇒**第7章**参照

⑧胸部，腹部の聴診

⑨全身の筋肥大・筋萎縮の有無の評価　⇒**第8章**参照

⑩上・下肢の筋力・筋トーヌスの評価　⇒**第8章**参照

⑪小脳症状の評価（幼児以降）

⑫発達性協調運動症の評価（学童）　⇒**第5章**参照

⑬腱反射の評価　⇒**第6章**参照

⑭病的反射（Babinski反射，足クローヌスなど）の有無の評価　⇒**第6章**参照

⑮表在感覚の評価（乳児では，皮膚を指先でこすった時の反応をみる）

歩行が可能な場合

⑯歩行の観察（年齢に応じて，片脚立ちや継ぎ足歩行などの負荷もかける）

　　⇒**第9章**参照

ベッド上で背臥位にする

⑰姿勢の評価（後弓反張，異常肢位の有無など）

⑱髄膜刺激徴候（⇒**第10章**参照），肝脾腫の有無の評価

⑲月齢・年齢に応じた原始反射・姿勢反射の評価　⇒**第6章**参照

ベッド上で腹臥位にする

⑳姿勢，移動の評価（粗大運動や下肢筋力の評価）　⇒**第8章**参照

㉑仙尾部の観察（潜在性二分脊椎のサインなどがないか）　⇒**第2章**参照

再び保護者の膝上で

㉒脳神経所見の評価（後半）（IX，X，XII）

6 反射の考えかたと観察

腱反射の明らかな亢進は上位ニューロンの異常を示唆します．低下ないし消失は，下位ニューロンの異常のほか，ハンマーで適切な部位を叩打できていない可能性もあり，また非常に反射が出にくい患児もいるため，この所見にあまり頼り過ぎないことが重要です．

I 深部腱反射と原始反射

腱反射は，上位ニューロン（皮質脊髄路）の障害では"脱抑制"のため亢進します．末梢神経障害では消失，筋疾患では低下します．

Point　深部腱反射の評価尺度
(＋＋＋)　著明亢進（ごくわずかな刺激や離れた部位の叩打で誘発できるくらい）
(＋＋)　亢進
(＋)　正常
(±)　低下
(－)　消失

図1のように，①下顎反射，②上腕二頭筋反射，③上腕三頭筋反射，④腕橈骨筋反射，⑤膝蓋腱反射，⑥アキレス腱反射について評価します．腱反射亢進に，病的反射を伴うと，臨床的には上位ニューロン障害の確実な証拠となります．

原始反射は，脊髄，橋が起源で，通常2～4ヵ月ごろから消失しますが，上位ニューロンの障害で残存します．この所見は，腱反射亢進と同様の意味を持ちます．

中枢神経の成熟に伴い中脳・視床・皮質起源のさまざまな姿勢反射が観察されますが，特にパラシュート反射は片麻痺の診断に有用な方法であり，ぜひ習得しましょう．

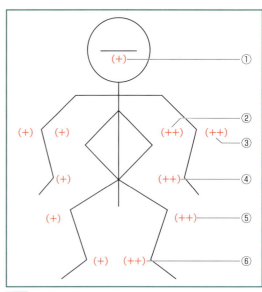

図1　腱反射の評価

1 下顎反射（反射中枢：橋の三叉神経運動核）(図2)

　検者の示指を下顎に当て，下顎を下に引くように示指の上から叩打します（⬆）．ハンマーの向きに注意しましょう．⇒下顎が上がる場合を，陽性とします（⬆）．

この検査でわかること

　上位ニューロンの障害による仮性球麻痺では下顎反射が亢進しますが，脳幹の障害による球麻痺では消失します（例：多くの脳性麻痺では亢進，嚥下障害や呼吸障害を伴う重度の仮死などでは低下・消失）．

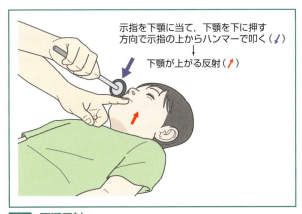

図2　下顎反射

2 上腕二頭筋反射（反射中枢：C5, 6）(図3)

　肘関節を屈曲させ親指で腱を触れ，母指上をハンマーで叩打します（⬆）．⇒前腕の屈曲が起こる場合を，陽性とします（⬆）．

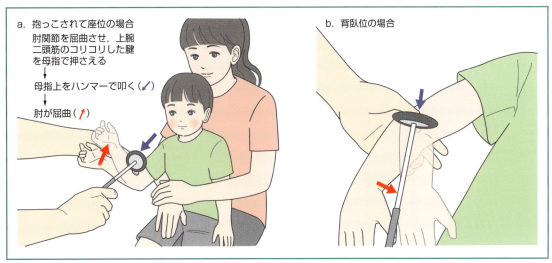

図3　上腕二頭筋反射

第6章　反射の考えかたと観察　33

3 上腕三頭筋反射（反射中枢：C6-8）(図4)

　肘関節を屈曲させ，肘の数cm近位部を直接叩打します．⇒前腕が伸展する場合を，陽性とします（↑）．

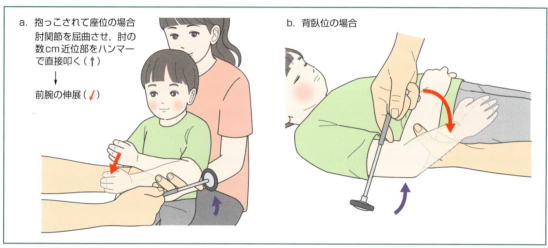

図4 ▶ 上腕三頭筋反射

4 腕橈骨筋反射（反射中枢：C5, 6）(図5)

　手関節の2〜3cm近位部（患児の肘に近い側）で，橈骨遠位端をハンマーで叩きます（↑）．⇒肘の屈曲が起こる場合を，陽性とします（↑）．

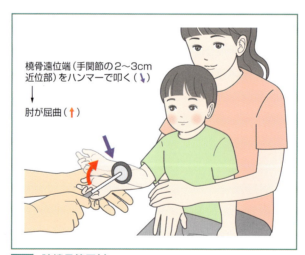

図5 ▶ 腕橈骨筋反射

5 膝蓋腱反射（反射中枢：L2-4）（図6）

　膝蓋骨の遠位で凹んだところをハンマーで叩きます（↑）．一般的には図6aのように叩打しますが，図6bのように重力を利用して常に同じ力をかけることもできます．背臥位の場合は，図6cのようにやや膝を立てた状態で叩打します．⇒膝関節が伸展する場合を，陽性とします（↑）．

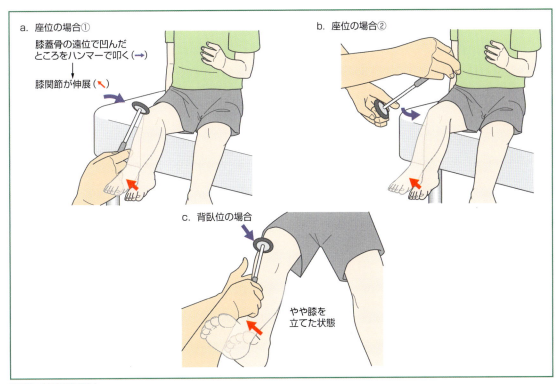

図6　膝蓋腱反射

6 アキレス腱反射（反射中枢：L5，S1）（図7）

　検者の手で軽く足を背屈させながらハンマーでアキレス腱を叩きます（↑）．⇒足が底屈する場合を陽性とします（↑）．

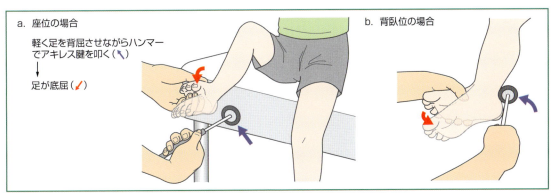

図7　アキレス腱反射

II 病的反射

脳の運動領域か皮質脊髄路の障害で出現します．

1 Babinski反射(徴候)(求心路：L5, S1, 遠心路：L4, 5)(図8)

ハンマーの柄などで踵から中趾基部までゆっくり這わせます(母趾まで行かないことが大事)(↑)．⇒母趾の背屈が起こった場合を陽性とします(↑)．典型例では母趾以外の4趾が扇状に開きます．正常では底屈します．ただし2歳頃までは陽性(背屈)でも正常です．Chaddockの手技(図8c)も併せて行いましょう．

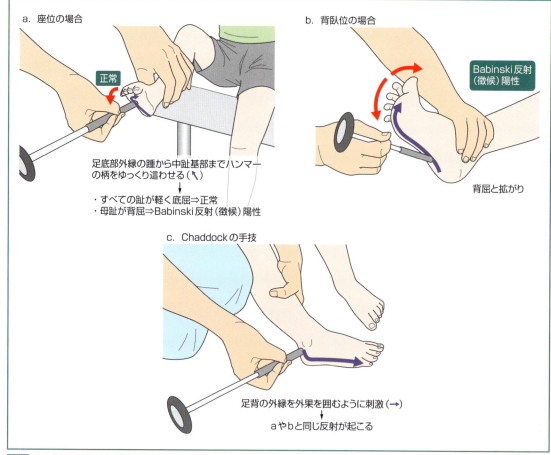

図8 ▶ Babinski反射(徴候)

2 手掌おとがい反射 (図9)

片方の手のひらの母指球をハンマーの柄などで近位側から遠位側に向けてこすります(↑)．
⇒同側のおとがい筋が収縮する場合を，陽性とします(↑)．

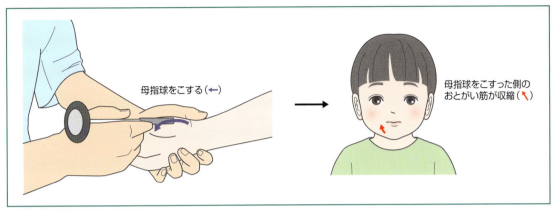

図9 ▶ 手掌おとがい反射

3 足クローヌス（図10）

背臥位で膝を軽度屈曲させ，足底を手のひらで急激に上方に押し上げます（⬆）．
⇒異常の場合，下腿三頭筋の間代性収縮が起こり，足の底屈・背屈がリズミカルに起きます（正常でも数回はあり）（⬆）．

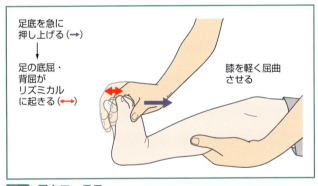

図10 ▶ 足クローヌス

Ⅲ 原始反射

1 手掌把握反射（図11）

尺側から指で手掌を圧迫すると（⬆），全指が屈曲し検者の指を握りしめます（⬆）．検査時に手背に触ってはいけません．随意的な握りが出現する3ヵ月頃に消失し始め，遅くとも6ヵ月には消失します．

2 足底把握反射（図12）

足関節をつかみ指で足底に触れると，ゆっくり足趾が底屈してきます（⬆）．通常は6ヵ月頃に消失し始め，遅くとも15ヵ月までに消失します．

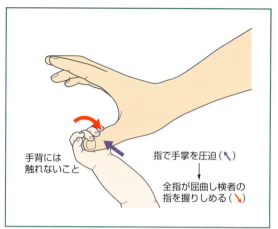

図11 手掌把握反射

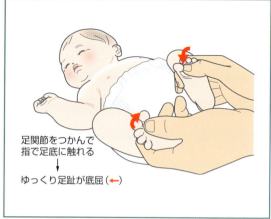

図12 足底把握反射

3 非対称性緊張性頸反射（ATNR）（図13） ⇒（第12章参照）

顔を他動的に回す（↑）と，顔が向いている方の上下肢が伸展し，後頭側の上下肢が屈曲します．通常は3ヵ月で消失します．

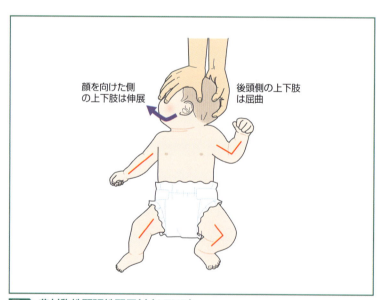

図13 非対称性緊張性頸反射（ATNR）

4 Moro反射（図14）

背臥位にして検者の手に頭をのせて30°挙上し，児が落ち着いたところでさっと手を数cm下に動かすと（↑），上肢は外転・伸展し，指は開排し（第1相）（↑），その後躯幹の上で上肢がゆっくり抱え込むように内転・屈曲します（第2相）（↑）．通常は生後4ヵ月までに消失します．

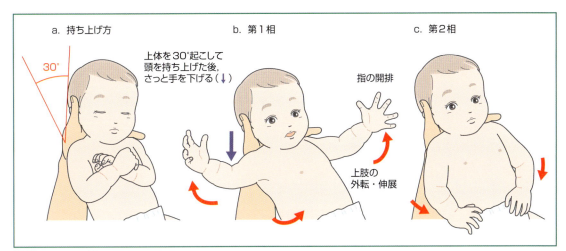

図14 Moro反射

原始反射の診察でわかること

ATNR＞3ヵ月, Moro反射＞4ヵ月, 手掌把握反射＞6ヵ月, 足底把握反射＞15ヵ月
⇒錐体路徴候陽性

Ⅳ 姿勢反射

1 パラシュート反射（前方, 側方）(図15)

　立位または腹臥位から急激に頭を床に向けると（↑）, 両手を伸ばし, 手を開いて体を支えようとします(図15a). あるいは座位で左右に傾けると（↑）, 手を開いて体を支えます(図15b). 座位の発達とともに6〜7ヵ月から出現し始め, 生涯持続します. 左右差をみることにより, 軽微な片麻痺の診断が可能です.

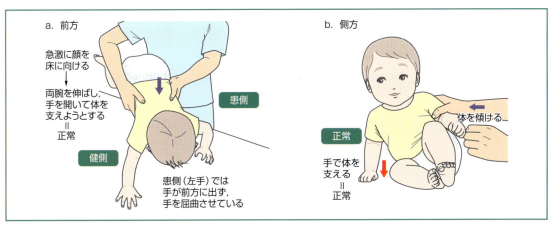

図15 パラシュート反射

7 脳神経系の診かた

おもちゃを上手に使い，観察もポイントを決めて行います．下位脳神経は聞き取りによる評価が主体となります．

神経核の局在（図1）

- ☑ テント上に核があるもの　　I，II
- ☑ 中脳に核があるもの　　　　III，IV
- ☑ 橋に核があるもの　　　　　V，VI，VII
- ☑ 延髄に核があるもの　　　　VIII，IX，X，XI，XII

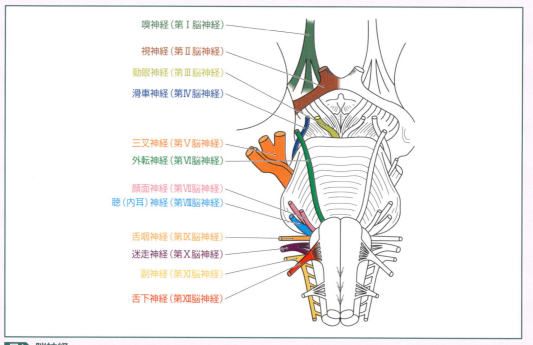

図1 脳神経

I 視神経（第II脳神経）

1 4歳未満の視野検査（図2）

両手におもちゃのような指標物を持ち，一方の手の指標物を注目させておきます（図2a）．その状態で，他方の手の指標物を通常の対座法と同様，耳側上方，耳側下方，鼻側上方，鼻側下方と4つの視野について外側から内側へ近づけていきます（図2b）．他方の手の指標物にどの位置で注目し始めるかで，視野に異常がないかを判定します．

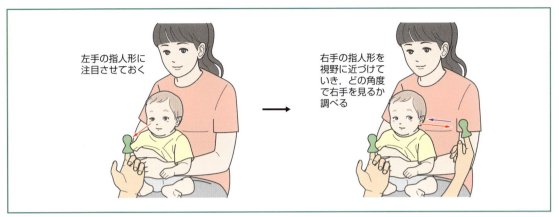

図2 4歳未満の視野検査

2 4歳以降の視野検査（図3）

・**両手を用いた対座法**：検者と児が1m前後の距離で向かい合い，児には正面を注視させます．耳側上方，耳側下方，鼻側上方，鼻側下方と4つの視野についてぎりぎりの視野に右手，左手を持っていき指先を動かして，どちらが動いているか答えさせます．指標が1つのやり方では乳幼児は多くの場合，指先に目がいってしまいます．6歳以降は，片側ずつの（患児の片側の眼を隠し，同じ視野とするため検者も対側の眼を閉じる）検査が可能となります．

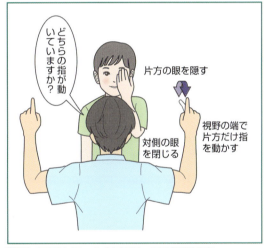

図3 両手を用いた対座法による視野検査

II 動眼・滑車・外転神経（第Ⅲ・Ⅳ・Ⅵ脳神経）：眼球運動，上眼瞼挙上に関わる神経群

1 眼位（図4）・対光反射

　ペンライトの光を当てて固視をさせて，眼位（斜視）を判定します（角膜反射試験）．
　光が瞳孔の中心に映るかどうかをみます．瞳孔の中心に映らない場合は斜視があります（光点が瞳孔の外側⇒内斜視，内側⇒外斜視）．乳児では両眼窩間が広く，正面を見させると眼が寄ってみえることがあります（仮性内斜視）．対光反射は啼泣することが多いので後で行います．⇒（第10章参照）

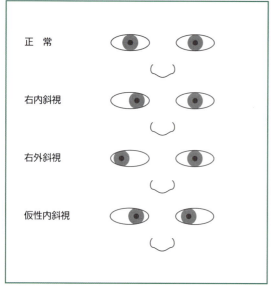

図4 角膜反射試験による斜視の診断

図5 眼球運動の観察時の指標の動かしかた

2 眼球運動（図5）

- 滑動追跡性眼球運動：ゆっくり動く物を追視する眼球運動．眼前に指標を置き，左右上下に円滑に動かして，眼球運動を観察します．"H"の字を描くイメージで行います．
- 衝動性眼球運動：ある点から別の点へと急激に視線を移す眼球運動．脊髄小脳変性症などで選択的に消失し，眼を指標物に向けないで頭全体を動かす"ヘッドスラスト"がみられます．

眼球運動制限（図6）

- 内側下方視の制限→上斜筋麻痺→滑車神経障害
- 外側側方視の制限→外側直筋麻痺→外転神経障害
- それ以外の制限→上直筋・下直筋・内側直筋肉麻痺→動眼神経障害

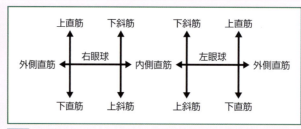

図6 眼筋

3 眼瞼下垂（図7, 8）

- 上眼瞼が瞳孔にかかる⇒先天性眼瞼下垂，動眼神経麻痺（図7a）
- 上眼瞼が瞳孔にかからない⇒Horner症候群：Horner症候群では患側の縮瞳，眼瞼下垂（眼裂狭小化，図7b），患側顔面の発汗低下がみられます．下眼瞼の挙上が特徴です．
- 上方視で眼瞼下垂が増強する⇒重症筋無力症：重症筋無力症では上方視を続けると下垂が増強します（図8）．

> **Horner症候群**
>
> Horner症候群では，交感神経幹に支配される上瞼板筋，下瞼板筋の麻痺が生じます．上眼瞼挙上においては上瞼板筋の関与は小さいため，上眼瞼の下垂は軽度で瞳孔にかからず，下眼瞼が挙上します．

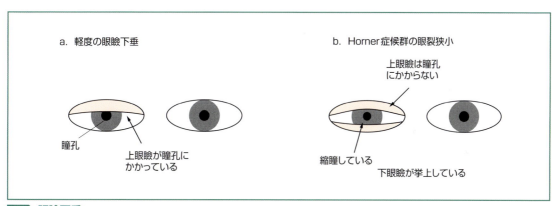

図7 眼瞼下垂

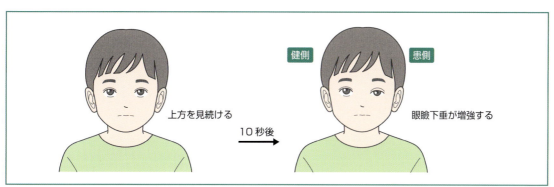

図8 重症筋無力症での上方視

知っておくと役立つ先天的な症候群

①Marcus Gunn現象
　安静時に眼瞼下垂を認め (図9a)，口を開けると下垂のある側の瞼が健側と同じかそれ以上に上に引き上げられます (図9b)．外側翼突筋を動かす三叉神経と，上眼瞼挙筋を動かす動眼神経の運動枝の間の先天的な異常連絡によります．母親は授乳中にこの現象に気がつくことが多いです．

②Duane症候群
　先天性の眼球運動障害．多くの場合は片方の眼に内転制限を認め (図10b)，外転もできません (図10c)．内直筋の神経線維が外直筋にも入ってしまうため，内直筋と外直筋の両者が同時に働いてしまう先天性障害です．

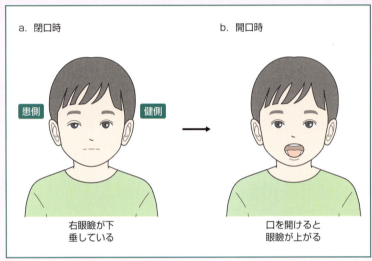

図9 Marcus Gunn現象

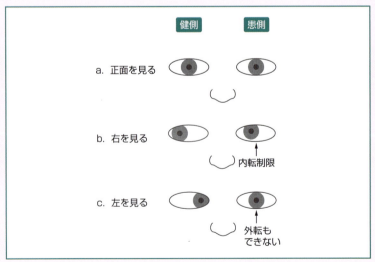

図10 Duane症候群

Ⅲ 三叉神経（第Ⅴ脳神経）

1 開口

大きく口を開けてもらい下顎の偏位の有無をみます．偏位があれば偏位側の咬筋障害を示唆します（図11）．

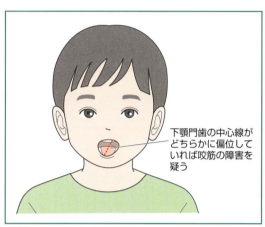

図11 開口して下顎の偏位をみる

2 角膜反射（三叉神経→顔面神経）

一側の反射消失・減弱時に病的意義があります（図12）．

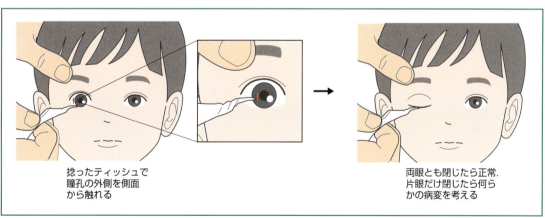

図12 角膜反射

Ⅳ 顔面神経（第Ⅶ脳神経）

　顔面神経麻痺では，患側の閉眼ができない，鼻唇溝が浅い，口角が下がるといった所見が現れます．泣いた時，左右差は強調されます（図13）．

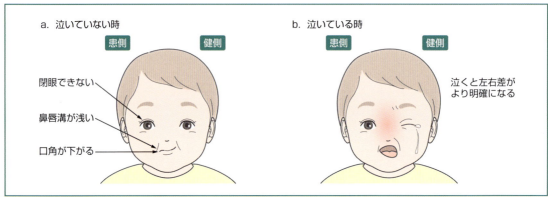

図13 ▶ 顔面神経麻痺

口角下制筋形成不全

　患側の唇が健側に引っ張られますが，鼻唇溝に左右差はありません．心臓奇形などを合併しやすいです（図14）．

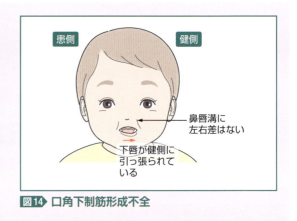

図14 ▶ 口角下制筋形成不全

Ⅴ 聴神経（第Ⅷ脳神経）

1 聴覚

　指をこすり合わせ音を立てたり，音の出るおもちゃを用いて音への反応をみます．

2 視運動性眼振

　絵や模様の描かれている帯状のもの（巻尺など）を見つめさせながら，素早く左右に動かします（図15）．正常では絵などの動きと反対方向の眼振が起きます．小脳，脳幹部などの中枢性病変があると，眼振が起きなかったり，ところどころで絵などの動きと同方向の眼振がみられることがあります．

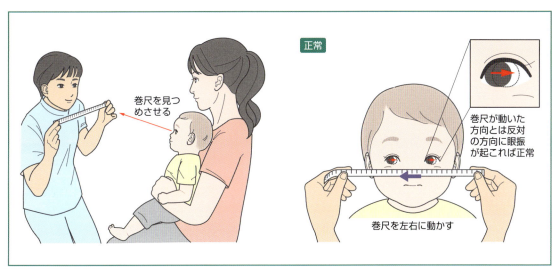

図15 視運動性眼振

Ⅵ 舌咽・迷走神経（第Ⅸ・Ⅹ脳神経）

1 軟口蓋・咽頭壁の観察（図16）

「あー」と発声させ，咽頭後壁，口蓋帆を観察します．一側の麻痺があると患側の挙上が不十分となり，口蓋帆が健側に寄ります（図16a）．また，咽頭後壁が健側に偏位します（カーテン徴候，図16b）．

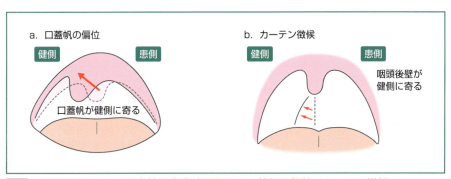

図16 舌咽神経あるいは迷走神経麻痺時に起きる口蓋帆の偏位とカーテン徴候

2 軟口蓋反射

舌圧子で軟口蓋を外側から正中に向けて刺激すると，正常であれば両側の軟口蓋の挙上がみられます（患側は挙上しません）．

3 咽頭反射

舌圧子で咽頭後壁や舌根部に触れ嘔気を誘発すると，咽頭筋の収縮がみられます（不快な検査なので診療の最後に行うべきです）．

4 鼻咽腔閉鎖不全

呼気が鼻から漏れ，いわゆる開鼻声となります．可能な年齢であれば「パ，タ，カ」と発音してもらいます．軟口蓋挙上不全がある場合には「バ」，「マ」，「ナ」として聴こえてきます．

VII 副神経（第XI脳神経）

1 胸鎖乳突筋の診察

麻痺があると健側へ頭を向けられません．

2 上部僧帽筋の診察 (図17)

麻痺があると患側の肩の挙上困難や肩・肩甲骨の下がりがみられます．

VIII 舌下神経（第XII脳神経）

1 視診

- 舌の萎縮：患側で表面が凸凹してみえます（特に外側辺縁部に目立ちます）．
- 線維束性攣縮 fasciculation：舌の表面にライトを当てると，不規則にバラバラな動きとして観察されます．泣いている時は fasciculation と見誤りやすいですが，動画に撮影し拡大して観察すれば容易です．

2 舌を出す

片麻痺では，舌を突出させた際に舌が患側に偏位します (図18)．

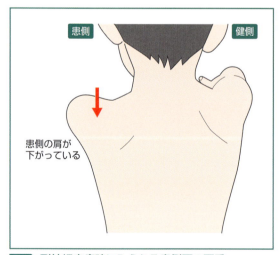

図17 副神経麻痺時にみられる患側肩の下垂

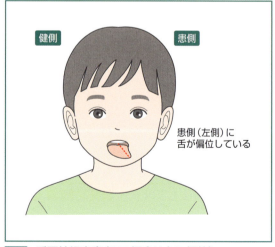

図18 舌下神経麻痺（この場合は左に偏位）

眼振

眼振は生理的眼振と病的眼振に分けられますが，臨床上問題となるのは病的眼振です．病的眼振は，先天性特発性眼振，感覚障害性眼振，神経障害性眼振の３つがあります．

先天性特発性眼振は原因不明（家族歴があることもある）の眼振で，２〜３ヵ月頃からみられることが多く，成長とともに改善していきます．輻湊（寄り目）で眼振が軽減したり，少なくなる方向に頭を傾け頭位異常がみられたりしますが，動揺視やめまいがないことが特徴です．視力予後は症例によりさまざまと言われています．

感覚障害性眼振は視性眼振とも言われ，眼球や視神経の異常（視神経萎縮や低形成，先天性白内障や網膜色素変性症など）により高度の視力障害がみられる場合に生じ，生後早期（２〜３ヵ月頃）からみられることもあります．振子様眼振を示すことが多く，眼科的な精査が必要となります．

神経障害性眼振は中枢神経系の障害が原因で生じる眼振で，生後６ヵ月以降で発症した場合の多くはこれにあたり，神経学的な精査が必要となります．神経障害性眼振は中枢性と末梢性があり，中枢性は髄膜炎やWernicke脳症，有機リン化合物の中毒などによる上向き眼振，Arnold-Chiari奇形や脊髄小脳変性症による下向き眼振，聴神経腫瘍でみられるBruns眼振（側方注視時に引っ張られる），などがあります（表1）．末梢性は水平あるいは垂直-回旋方向に向かう律動眼振で，半規管などの末梢前庭神経障害で生じます．

眼振に類似した眼球運動異常として，リズム，方向，振幅がいずれも不規則なオプソクローヌスがあり，小児では神経芽腫に合併するオプソクローヌス・ミオクローヌスが臨床上重要です．

表1 ▶ 中枢性眼振

輻湊後退眼振	両眼同時に輻湊と眼球後退が同調してみられる眼振	中脳水道症候群
解離性眼振	片眼のみにみられる外転時の耳側方向への律動眼振	核間麻痺（内側縦束症候群，medial longitudinal fasciculus syndrome（MLF）症候群）
Bruns 眼振	側方視した時にその方向に引っ張られる注視眼振	小脳橋角部の聴神経鞘腫など
上向き眼振	両眼の同調した上向きの律動眼振	髄膜炎やWernicke脳症，有機リン化合物の中毒などによる小脳虫部や延髄の障害
下向き眼振	両眼の同調した下向きの律動眼振	頭蓋頸椎移行部のArnold-Chiari奇形や脊髄小脳変性症など
後天周期交代性眼振	静止位が左右に移動する眼振	外傷，脳炎，梅毒，多発性硬化症，脊髄小脳変性症，など
シーソー眼振	片眼上転時にもう一方の眼が下転するような，交互に上下に揺れる眼振	傍トルコ鞍や視床下部を含む間脳の腫瘍や脳幹上部の血管性病変など

（林　孝雄：眼科 63（13），1425-1430，2021より作成）

8 筋トーヌスの診かた

この章では，筋肉の量，機能（筋力，筋トーヌス）を評価します．筋トーヌスは安静時の筋の緊張の程度で，他動的に動かすことで評価します．筋トーヌスは，筋や関節の構成成分とその筋を支配する末梢，中枢神経の状態から影響を受けています．また精神状態によっても影響を受けるので，泣かせないようにあやしながら評価します．

I みる（視診）：筋肉の量の評価

1 筋肥大

筋ジストロフィー（Duchenne/Becker型）では，ふくらはぎに強い肥大（仮性肥大）を認めます（図1）．福山型筋ジストロフィーでは乳児期早期からの関節拘縮が特徴的です．また先天性ミオトニアでは，ボディービルダー様の全身性の筋肥大がみられます．

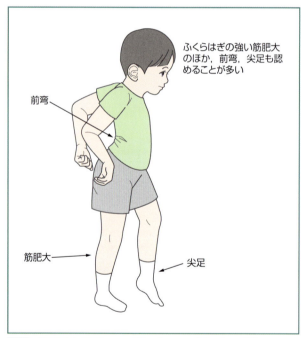

図1 ▶ 筋ジストロフィー（Duchenne/Becker型）

2 筋萎縮

末梢神経疾患では，一般的には遠位に強い筋萎縮をみます（例：Charcot-Marie-Tooth病，図2）．一方筋疾患では，近位筋の萎縮が特徴的です（図3）．しかし例外として，脊髄性筋萎縮症は末梢神経疾患ですが近位筋の萎縮を呈します．

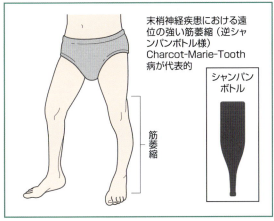
図2 ▶ Charcot-Marie-Tooth病

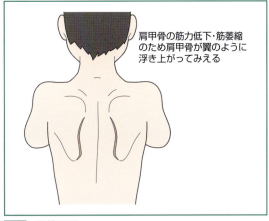
図3 ▶ 翼状肩甲

II 触る（触診）：筋トーヌスの診かた

1 筋トーヌス（＝筋緊張）の3要素
以下のように硬さ・伸展性・被動性の3項目について評価します．

①硬さ consistency

指でつまんで筋肉の硬さを評価します．普段からつまんで小児の筋の硬さをみる癖をつけ，正常の硬さを覚えておきましょう．
- 明らかに硬い（筋肉が腱のように硬い）：脳性麻痺，皮膚筋炎やDuchenne型筋ジストロフィー
  ⇒ 筋緊張亢進や炎症や筋肥大
- 明らかに軟らかい（マシュマロのように軟らかい）：一部のミオパチーや脊髄性筋萎縮症 ⇒ 筋萎縮

②伸展性 extensibility

関節を他動的にゆっくり伸展・屈曲させた時の関節の可動性で評価します．筋疾患や錐体外路障害による固縮では低下しますが，痙縮では低下しません．

③被動性 passivity

他動的に素早く屈伸させた時の可動性や関節を持ちぶらぶら揺らした時の振れ具合で評価します．筋疾患や固縮では低下します．痙縮では動き始めの最初だけ抵抗がありますが（低下），途中から急に抵抗が減弱します．これを折りたたみナイフ現象といいます．

2 伸展性と被動性
ゆっくり，ついで素早く下記の関節の伸展・屈曲を行います．児が十分にリラックスした状態で評価する必要があります．

①上肢

上肢は，手関節，肘関節，肩関節（図4）について評価します．

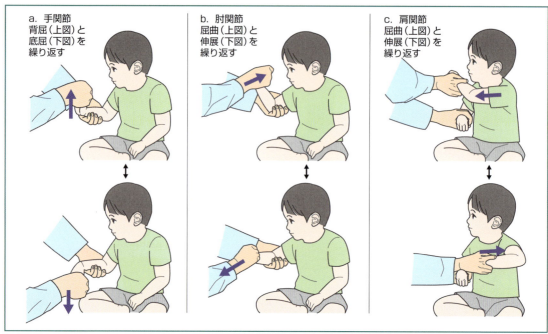

図4 上肢の筋トーヌスの診かた

②下肢

　下肢は足関節，膝関節，股関節(図5)について評価します．

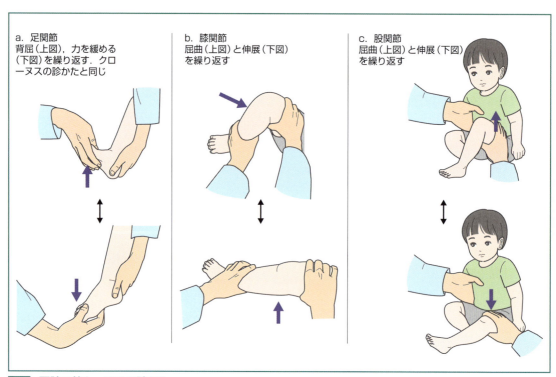

図5 下肢の筋トーヌスの診かた

この検査でわかること

☑ **筋緊張亢進**
- 痙縮 spasticity
  素早く関節を伸展する時に最初に抵抗を感じます．ゆっくり曲げる時には抵抗を感じずに曲げることができます．
- 固縮 rigidity
  始めから終わりまで，ゆっくりとした伸展，素早い伸展，いずれも抵抗を持続的に感じます．

☑ **筋緊張低下**
  伸展性と被動性のいずれか，あるいはいずれも過剰と思われる時は，筋緊張低下の疑いがあります．蛙様肢位 frog posture などの徴候の有無を確認しましょう．

3 乳児の筋緊張低下の診察

① **蛙様肢位 frog posture**（図6）：安静時に下肢を開排して，カエルの足のように大腿が接地しています．筋緊張低下の徴候です．

② **double folding posture**（図7）：座位で前屈させると胸腹部と大腿が密着し，二つ折れになる状態を double folding posture と表現し，筋緊張低下の徴候です．

③ **inverted U posture**（図8）：腹臥位の乳児の腹部を手で支えて水平に持ち上げた時，頭部と四肢がだらりと垂れ下がって，逆Uの字の形になる状態を逆U姿勢 inverted U posture と呼び，筋緊張低下を示す徴候です．

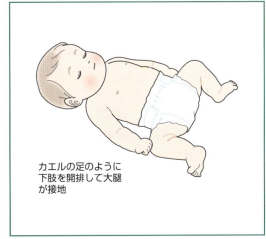

図6 ▶ 蛙様肢位 frog posture

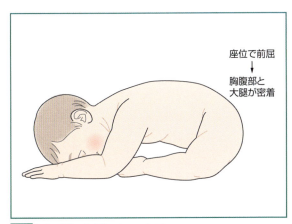

図7 ▶ double folding posture

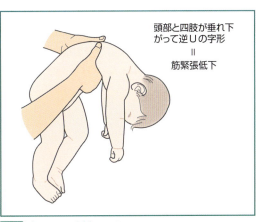

図8 ▶ inverted U posture

④ loose shoulder（図9）：両腋窩に手を入れて抱き上げると肩関節が持ち上がってしまって，手から滑り落ちそうになる状態を loose shoulder と呼びます．slip through sign とも呼びます．
⑤ scarf sign（図10）：背臥位で片方の手首を持ち，胸に肘をつけながら内転させた時，上肢が襟巻きのように首に巻き付く状態を scarf sign と呼びます．上肢の筋トーヌスをみる際に（図4），肩関節の診察の一環として確認ができます．
⑥ heel to ear（図11）：背臥位の児の足を持ち，股関節を屈曲させて，踵を頭の方に曲げて耳に踵がつく徴候を heel to ear と呼びます．下肢の筋トーヌスをみる際に（図5），股関節の診察の一環として観察が可能です．
⑦ head lag（図12）：背臥位の状態から，検者の母指を児の手のひらに入れてゆっくりと引き起こした際，引き起こし反射（図12a）が起こらずに，分娩直後のように頸部が後屈してしまう現象です（図12b）．通常，下肢の伸展も伴います．

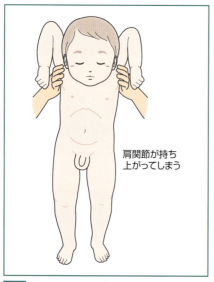

図9 ▶ loose shoulder

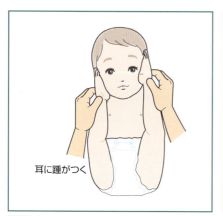

図11 ▶ heel to ear

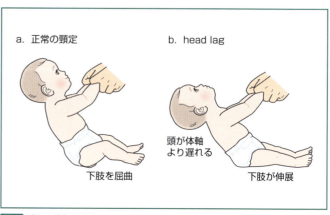

図12 ▶ head lag

・フロッピーインファント ⇒(第3章参照)：乳児期の筋緊張低下は知的発達症を示す先天性疾患，脳性麻痺，代謝性疾患，筋疾患，脊髄前角細胞障害，などでみられ，神経・筋疾患の最初の徴候となります．

> **Point** チェックすべきところ
> 筋緊張が低下していても，自発運動（足を持ち上げる）や痛みによる抵抗が強い場合は，神経筋疾患ではなく知的発達症による中枢性筋緊張低下の可能性が高くなります．

Ⅲ やらせる（年長児）

・3歳未満：動きから筋力を推定するため，中等度以上の筋力低下の判定を行います．
・3歳以降：まず上下肢のBarré徴候の有無を確認した後，負荷をかけた運動評価（片足立ち，つま先歩行，踵歩行）を行います．さらに，小学生以降では徒手筋力検査へと進みます．

1 上肢のBarré徴候（図13）

検者自ら手のひらを上にして両腕を水平にして，児にまねをさせます．次に目を閉じさせてできるだけそのままの姿勢を保つように励まします．不全麻痺があれば患側の腕が回内し徐々に下に落ちます．

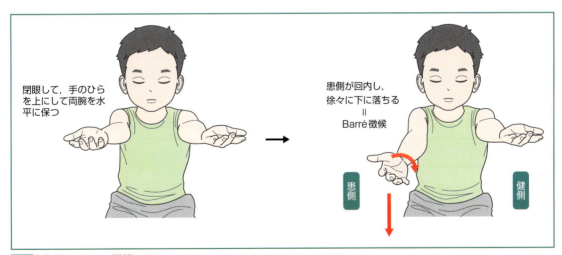

図13　上肢のBarré徴候

第8章　筋トーヌスの診かた

2 下肢のBarré徴候（図14）

　腹臥位で踵を離して，90°に保ちます．そのままの姿勢を保つように励まします．不全麻痺があれば患側の膝関節が徐々に伸展してきます．

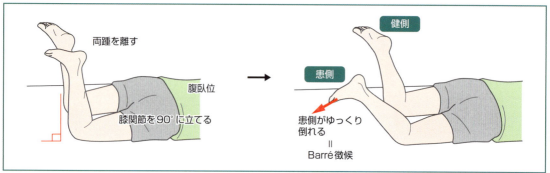

図14　下肢のBarré徴候

3 Gowers徴候（図15）

　児を背臥位にして，自力で起き上がる様子を観察します．柵につかまったり，自分の大腿を支えにしたりする様子があれば陽性です．

4 徒手筋力テスト

　ついで徒手筋力テストで評価します．座位が可能であれば，座位で頸部，上肢，上肢帯の筋力を評価し，臥位にして下肢，下肢帯を評価します．筋力の評価は，以下の6段階で行います．

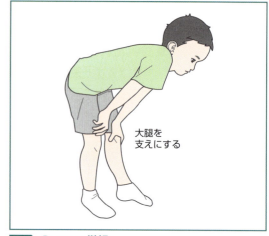

図15　Gowers徴候

> **Point** 徒手筋力テスト manual muscle testing（MMT）
> 5　正常 normal：強い抵抗に抗して全関節可動域の運動が可能．
> 4　良好 good：弱い抵抗に抗して全関節可動域の運動が可能．
> 3　やや良好 fair：重力に抗して全関節可動域の運動が可能（下から上または床から天井方向への移動可）．
> 2　不良 poor：重力を取り除けば，全関節可動域の運動が可能（臥位で，水平方向であれば移動可）．
> 1　痕跡 trace：筋の収縮は触れるが，関節の運動はみられない．
> 0　zero：筋の収縮も触れない．

①上腕二頭筋（図16）（反射中枢：C5, 6）：前腕を完全に回外位（手のひらが児側）とし，肘関節で屈曲させます．検者は児の前腕を伸展するように引っ張り，児にできるだけ力を入れて握り拳をつくるように言います．

②上腕三頭筋（図17）（反射中枢：C7）：肘を軽く屈曲させ，回内（児の親指が本人に向く）させておいて，検者は肘を屈曲させるように力を加え，児にはこれに逆らって前腕を伸ばすように力を入れさせます．

③手の背屈（図18）（反射中枢：C6-8）：手を軽く握らせ，検者の力に逆らって手を背屈させます．

④手の屈曲（図19）（反射中枢：C6-8）：手を軽く握らせ，検者の力に逆らって手を屈曲させます．併せて両手の握力も測定します．

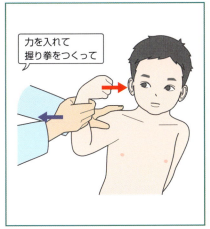

図16 上腕二頭筋

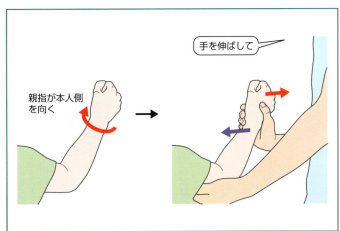

図17 上腕三頭筋

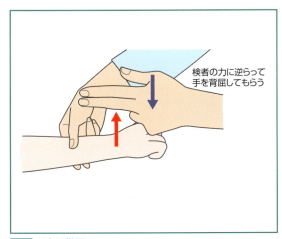

図18 手の背屈

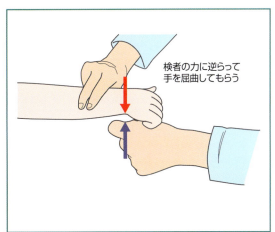

図19 手の屈曲

⑤**腹直筋**（図20）（反射中枢：Th5-12）：背臥位で寝かせ，その前頭部に検者の手を当てて押さえ，その力に抵抗して頭を上げさせます．腹直筋の収縮を視診・触診でみます．

⑥**大腿四頭筋**（図21）（反射中枢：L2-4）：座位では，片方の手で大腿部を押さえて骨盤を固定し，もう一方の手で足関節上を押さえて抵抗を加え，抵抗に対してどれだけ伸展できるかをみます（図21a）．背臥位では，足を伸ばし，他側の膝に手を置いた検者の腕の上に乗せます．検者はもう一方の手で足首を握り，伸ばしたままの下肢を下方に圧迫します．下腿をできるだけ伸展するように命じ，その抵抗をみます（図21b）．

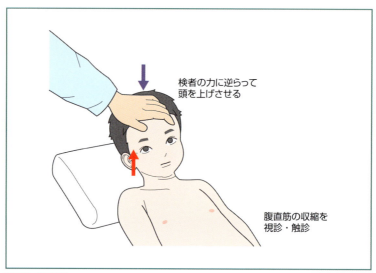

図20 腹直筋

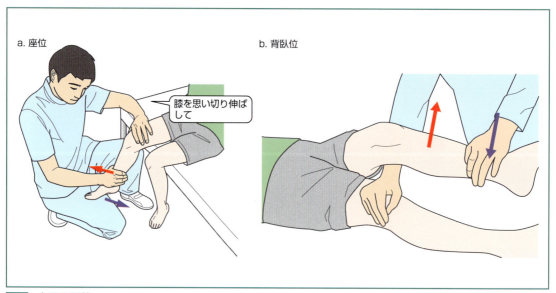

図21 大腿四頭筋

58　第8章　筋トーヌスの診かた

⑦前脛骨筋（図22）（反射中枢：L4-S1）：足を背屈させ（手を押すように促します），検者は足背から抵抗を加えてその強さをみます．

⑧大腿屈筋（図23）（反射中枢：L4-S3）：3種の筋（大腿二頭筋，半腱様筋，半膜様筋）を一括して検査します．背臥位で膝を立てさせます．検者は足首を握って，膝関節を伸展するようにし，これに抵抗して膝を屈曲するように指示します．

⑨下腿三頭筋（腓腹筋）（図24）（反射中枢：S1-3）：児の足底に手をあてがい，足関節を底屈してもらい，抵抗する筋力を判定します．「ジャンプする時のように押してみて」と言います（図24a）．また，つま先歩行ができれば，大きな筋力低下はないと判断できます（図24b）．

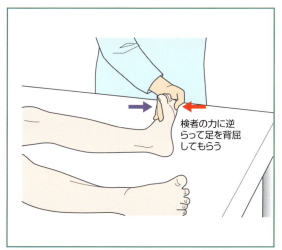

図22 ▶ 前脛骨筋　　　　　　　　　　図23 ▶ 大腿屈筋

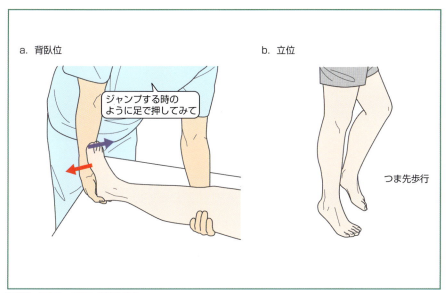

図24 ▶ 下腿三頭筋（腓腹筋）

第8章　筋トーヌスの診かた

9 歩行の観察〜小児の歩行異常〜

　生下時から頸定（3ヵ月），座位獲得（6ヵ月）を経て，歩行は1歳前後で可能となりますが，安定した歩行の獲得は3歳以降となります．歩行の遂行には，運動路，基底核，小脳，末梢神経，筋肉・骨格系，などすべての運動経路に加え，視覚，平衡感覚の協調が必要です．歩行の評価は主として，乳児以降の小児における神経系異常の優れた検出法と言えます．また歩行に負荷をかけることにより（踵歩行，つま先歩行，継ぎ足歩行），運動障害を見出しやすくなります．

I 痙性歩行：痙性片麻痺（図1）

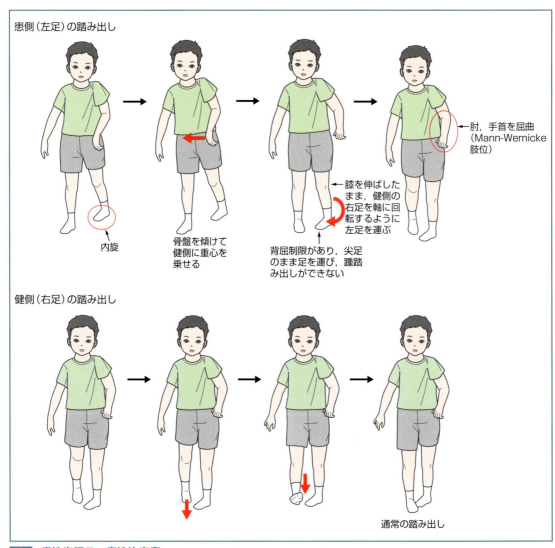

図1　痙性歩行①：痙性片麻痺

上位ニューロンの障害による痙性のため，膝を伸ばした状態で内旋します．足の背屈制限があり，伸展した足が床に当たらないように患側の足を回しながら，健側に骨盤を傾けて重心を乗せて歩き出します．上肢は肘，手首を屈曲し，いわゆるMann-Wernicke肢位をとります．両側の痙性麻痺が強い場合は，支えがないと自力歩行が困難です．

　下肢のみに痙性を認める痙性対麻痺では，上肢の肢位や振りに異常を認めず，踵をつけないか，つけても極端に短いことが特徴です（図2）．

　つま先歩行は楽にできますが，踵歩行ができず踵をつけた座り方ができません（図3）．末梢神経障害であるCharcot-Marie-Tooth病でも両側の尖足を認めます．

> **Point** 注意！
> 自閉スペクトラム症でもしばしば尖足歩行を認めます（足底の感覚過敏のためかもしれません）．しかし，足関節の可動域制限はありません．

II 小脳性失調歩行（図4, 5）

　酔っ払った時の千鳥足のように，体幹，頭を左右に揺らし，バランスをとるため手を大きく広げて歩きます．

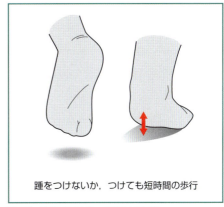

図2 痙性歩行②：痙性対麻痺
踵をつけないか，つけても短時間の歩行

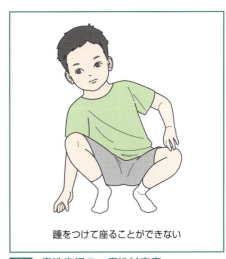

図3 痙性歩行③：痙性対麻痺
踵をつけて座ることができない

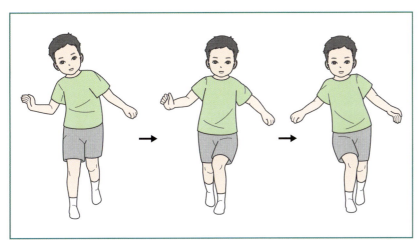

図4 小脳性失調歩行

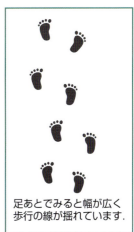

足あとでみると幅が広く歩行の線が揺れています．

図5 小脳性失調歩行の足あと

第9章　歩行の観察〜小児の歩行異常〜

III 基底核障害の歩行 (図6, 7)

　肘と手首が屈曲し, なかなか一歩が踏み出せず, 躊躇していることが多く, 前傾姿勢をとります (図6). 下肢を体に近づけて極めて動きが少ない, 前かがみの歩行です. 顔の表情も変化に乏しく, 歩行に関係のない筋にも力の入った歩行を呈します (ジストニア ⇒ 第11章参照). しかし一歩目を踏み出し, 動き出すと動きがスムーズになることがあります.

　奇妙なねじれや, 踊るようなスムーズでない動き (アテトーゼ, 舞踏病様運動 (ヒョレア) ⇒ 第11章参照) を伴い, 両上肢が後ろに引けていることがあります (図7).

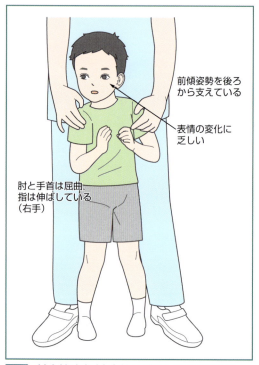

図6 基底核障害（全身性のジストニアの場合）
麻痺との区別が難しい場合があります．
⇒ (第11章参照)

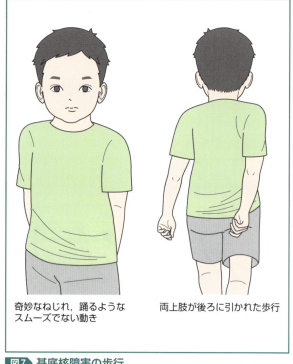

図7 基底核障害の歩行
（ジストニアやアテトーゼが主体の場合）

IV 弛緩性麻痺（末梢神経性麻痺）の歩行 (図8)

　小幅で足が下垂するため, 引きずらないように必要以上に大腿を高く持ち上げます. また下肢が地面につく際には, つま先から着地しその後踵をつけます (steppage (鶏状歩行：本来は馬の速歩)). 地面の上を引きずるように歩きます.

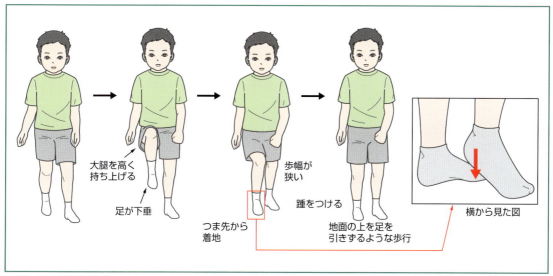

図8 ▶ 末梢神経性麻痺の歩行

V 弛緩性麻痺（筋障害）の歩行（図9）

　股関節を外旋させるための筋力低下により，痙性歩行とは逆に重心が遊脚側に落ち込みます．それを代償しようとして体幹を側屈させるため，骨盤・体幹の動揺が起こります（Duchenne跛行）．

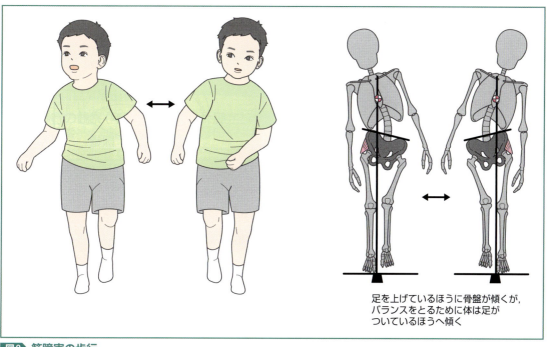

図9 ▶ 筋障害の歩行

第9章　歩行の観察〜小児の歩行異常〜

10 意識障害の診かた

意識障害は救急疾患であり，意識障害の確認を含めた所見をとりながら，原因検索や治療も並行して行う必要があります．

> **Point** 意識障害
> - ☑ 意識は，覚醒度＋注意力（意欲を持ち外界の刺激に反応する）の2面でみる．
> - ☑ 意識を保つ経路：脳幹網様体 ⇒ 視床 ⇒ 両側大脳半球（図1）
> - ☑ 両側大脳半球を侵す疾患，片側性だが中心構造を侵す疾患，間脳，脳幹疾患が原因となる．

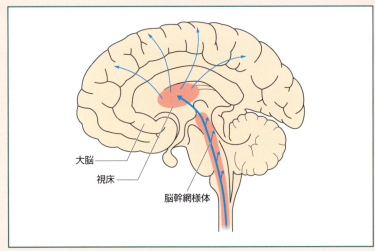

図1 意識を保つ経路

I バイタルサインの確認と安定化

生命に関わる病態であるため，A：Airway，B：Breathing，C：Circulation，D：Disability（意識障害や麻痺の有無），E：Exposure（出血斑や黄疸・体温など）の評価・治療を一貫して行う必要があります．

救急隊からの搬送の場合は，搬送時のやり取りから意識状態や呼吸の情報を得ます．また，必要な点滴・採血はあらかじめオーダーしておき，診察・治療に集中することも必要です．

II 意識障害の程度の判定

Japan Coma Scale（JCS）を用いる場合，まず開眼していれば1桁．刺激で開眼すれば2桁．採血でも開眼しなければ3桁．それぞれのレベルについて，括弧内は乳幼児の評価方法です．⇒（**次頁の図**参照）

1 JCS Ⅰ：刺激なしで覚醒

年齢に応じた質問をして，［Ⅰ-1］，［Ⅰ-2］，［Ⅰ-3］の分類をします．

［Ⅰ-1］だいたい意識清明だが，今一つはっきりしない（あやすと笑う．ただし不十分で声を出して笑わない）．

［Ⅰ-2］見当識（人や周囲の様子，時間，場所，など自分自身が置かれている状況を正しく認識できる状態）障害がある（あやしても笑わないが視線は合う）．

［Ⅰ-3］自分の名前，生年月日が言えない（母親と視線が合わない）．

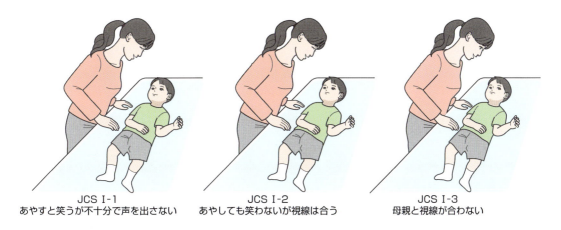

JCS Ⅰ-1
あやすと笑うが不十分で声を出さない

JCS Ⅰ-2
あやしても笑わないが視線は合う

JCS Ⅰ-3
母親と視線が合わない

2 JCS Ⅱ：刺激で覚醒する

［Ⅱ-10］普通の呼びかけで容易に開眼する．合目的な運動（例えば，右手を握れ，離せ）をするし，言葉も出るが，間違いが多い（飲みものを見せると飲もうとする．あるいは乳首を見せれば欲しがって吸う）．

［Ⅱ-20］大きな声または身体をゆさぶることにより開眼する（呼びかけると開眼して目を向ける）．

［Ⅱ-30］痛み刺激を加えつつ呼びかけを繰り返すと辛うじて開眼する．

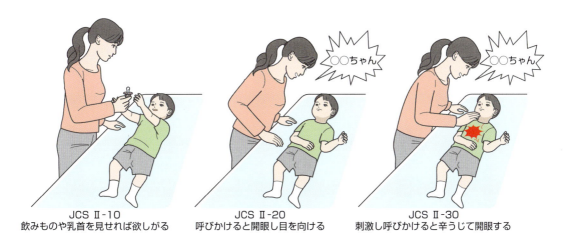

JCS Ⅱ-10
飲みものや乳首を見せれば欲しがる

JCS Ⅱ-20
呼びかけると開眼し目を向ける

JCS Ⅱ-30
刺激し呼びかけると辛うじて開眼する

3 JCS Ⅲ：刺激しても覚醒しない状態

［Ⅲ-100］痛み刺激に対し，払いのけるような動作をする．
［Ⅲ-200］痛み刺激で少し手足を動かしたり，顔をしかめたりする．
［Ⅲ-300］痛み刺激に反応しない．

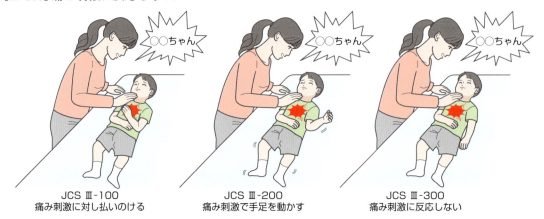

JCS Ⅲ-100
痛み刺激に対し払いのける

JCS Ⅲ-200
痛み刺激で手足を動かす

JCS Ⅲ-300
痛み刺激に反応しない

4 Glasgow Coma Scale

　意識障害の国際的な指標である Glasgow Coma Scale（GCS）を用いる場合，Eye opening（開眼機能），best Verbal response（最良言語機能），best Motor response（最良運動機能）の3つに分けてEVMで評価します(表1)．例えば，意識清明は"E4V5M6"，最も意識状態が悪い場合は"E1V1M1"と表します．小児の場合，年齢や言語機能によって評価項目に違いがあることに注意してください．最良運動機能（M）の異常な四肢屈曲反応（除皮質硬直姿勢）と異常な進展反応（除脳硬直姿勢）については，図12を参照してください．

表1 Glasgow Coma Scale

開眼機能（E）	2歳前（言語獲得前）	2歳以降（言語獲得後）	（知的に）5歳以降
4	自発的に開眼			
3	呼びかけで開眼			
2	痛み刺激で開眼			
1	開眼なし			

最良言語機能（V）	2歳前（言語獲得前）	2歳以降（言語獲得後）	（知的に）5歳以降
5	機嫌よい，喃語	見当識あり	
4	不機嫌	混乱した会話	
3	痛み刺激で啼泣	理解不能の発語	不適当な発語
2	痛み刺激でうめく	理解不能の発声	
1	発声なし	発語なし	

表1 つづき

最良運動機能（M）	2歳前（言語獲得前）	2歳以降（言語獲得後）	（知的に）5歳以降
6	従命可能		合目的な自発運動
5	触れると逃避反応	痛み刺激の部位を認識し，払いのける	
4	痛み刺激で逃避反応		
3	異常な四肢屈曲反応（除皮質硬直姿勢）		
2	異常な進展反応（除脳硬直姿勢）		
1	体動なし		

III 眼の観察

1 眼位：両眼瞼を他動的に開眼させて評価する（図2）

①共同偏視

　両眼が1方向を見つめている眼位．一般には，大脳の破壊性病変（脳出血など）では病巣側，刺激性病変（てんかん発作など）では病巣と反対側に偏位します．橋の障害では病巣と反対側に偏位します．

②視床の眼

　視床の障害では両眼球が内転して鼻先を見つめる下方への共同偏視をみます．

③斜偏視

　一側の眼が内下方，他眼が外上方に偏位します．内下方を向いた眼球側の中脳もしくは延髄の障害を示唆します．

④上方偏視

　テント上病変のほか正常睡眠，けいれんでみられます．

⑤下方偏視（落陽現象）（図3）

　小児の脳圧亢進症状で認めることがあります．体位を変えたり光刺激をやめた時に認めやすいです．

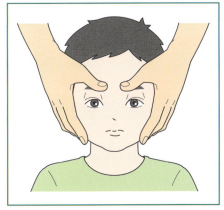

図2 眼位の確認方法

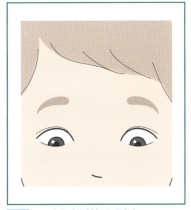

図3 下方偏視（落陽現象）

2 自発眼球運動

①眼球浮き運動 ocular bobbing

　間欠的に，眼球が下方に急速に沈下した後，ゆっくりと元の正中位に戻る垂直性の不随意運動．橋の広範な障害で認められます．

②彷徨性眼球運動 roving eye movement

　水平性，左右へのゆっくりした振り子様の眼球運動．眼球運動に関する神経核間の線維連絡が保たれ，脳幹機能が比較的保持されていることを示します．大脳半球の障害，両側テント上病変，代謝異常，中毒，などで認められます．

3 瞳孔径・対光反射

①瞳孔径

　2mm以下が縮瞳，5mm以上が散瞳．瞳孔調節経路⇒（**次頁のメモ**参照）を覚えましょう！（交感神経の経路は，いったん下行した後に上行します）

②対光反射（図4）

　光を当てた側の縮瞳を確認する直接対光反射，光を当てていない側の縮瞳を観察する間接対光反射の両方を検査します．

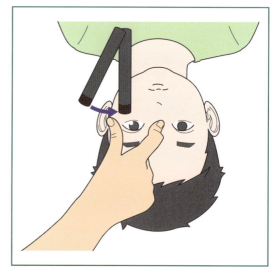

図4 対光反射

異常がみられる時

- 両側散瞳，両側対光反射消失⇒重症な脳出血や脳梗塞，脳ヘルニア，急性脳症などによる脳圧亢進で重症な状態
- 瞳孔不同⇒テント切痕ヘルニアによる動眼神経麻痺，Horner症候群など
- 瞳孔径に問題がない時，
　　　直接対光反射消失⇒視神経（入力）の異常
　　　間接対光反射消失⇒動眼神経（出力）の異常
　　　直接・間接反射異常なし正常，あるいは，視交叉〜視蓋前核の異常（視蓋前核は両側E-W核へ連絡する経路があり正常と同じ所見となります）

メモ　瞳孔調節の経路（図5）

①交感神経：視床下部→中脳被蓋→延髄外側部→脊髄中間外側核→下頸神経節→交感神経幹→上頸神経節→内頸動脈神経叢→長毛様体神経（毛様体神経節→短毛様体神経もあり）

⇒瞳孔散大筋

②副交感神経：Edinger-Westphal核→（動眼神経）→毛様体神経節→短毛様体神経

⇒瞳孔括約筋

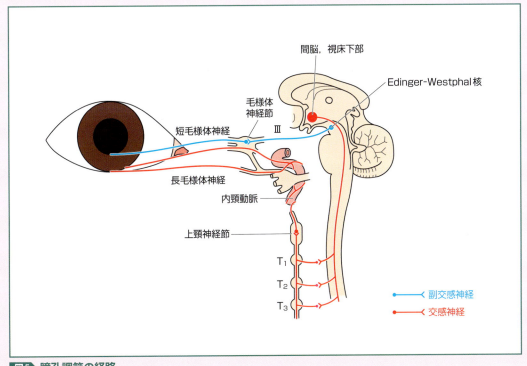

図5　瞳孔調節の経路

4　人形の眼徴候（図6）

両側の眼瞼を両親指で挙上しながら，頭を素早く左右に回転させます．回転させた側と反対側への眼球偏位がない場合は，脳幹障害が考えられます．意識清明な場合にははっきりした反射を示しません．頸椎病変の疑いがある時には危険なので行わないようにします．

5　毛様体脊髄反射（図7）

頸部や胸や上肢をつねって，両側の瞳孔が1〜2mm散大すれば正常です．脳幹の障害では反射が消失します．

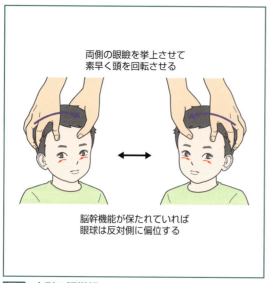

図6 人形の眼徴候

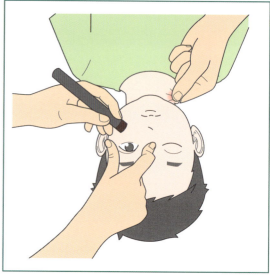

図7 毛様体脊髄反射

IV 麻痺の有無の観察

　手足を自発的に動かさない場合，背臥位で，患児の両上肢を持ち上げて，同時に離します（arm-dropping test，図8）．麻痺のある上肢は崩れるように落ちますが，健側は患側よりゆっくり落ちます．

　下肢については，患側の下肢が外旋位になっていることが多いため，患児の足側に立つと観察しやすいです．膝を他動的に立たせ手を離すと，患側はすぐ外側に倒れますが，健側は膝が立ったままか，あるいは膝がゆっくり伸びます（図9）．

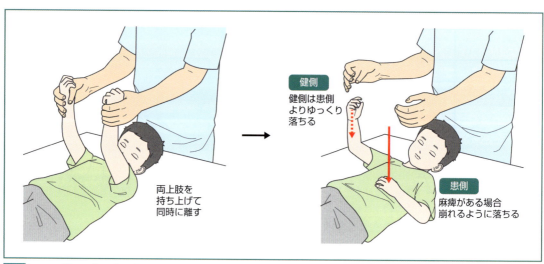

図8 arm-dropping test

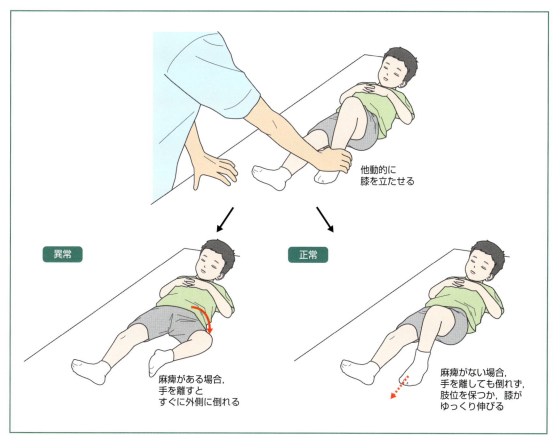

図9 ▶ 膝を立たせて麻痺の有無をみる方法

Ⅴ 髄膜刺激徴候

1 項部硬直

　背臥位で後頭部に手を当てて頭部を持ち上げ，顎を胸につけるよう試みます．抵抗を感じる場合や，痛みで顎を胸につけることができない場合，あるいは痛みを訴える場合に陽性とします．

2 Kernig徴候（図10）

　患児の一側の下肢を，股関節90°，膝関節90°に曲げます．患児の踵を下方から押し，膝を徐々に伸展させます．抵抗があり，下腿を135（90＋45）°以上伸展させられない場合を陽性とします．

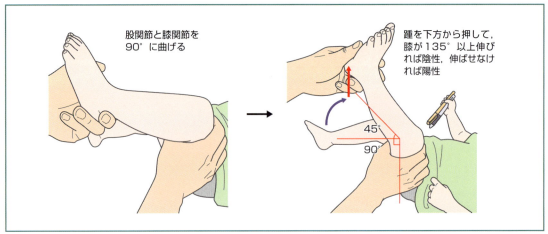

図10 ▶ Kernig徴候

3 Brudzinski徴候（図11）

背臥位で，両下肢を伸展させた状態で，患児の頭部を他動的に前屈させた時，股関節と膝関節が自動的に屈曲する場合を陽性とします．

小児の細菌性髄膜炎では，これら 1 ～ 3 の3つのサインの感度は50％程度で，特異度は70～80％とされます．非常に重要なサインですが，感度が低いため，陰性であっても髄膜炎は否定できません．

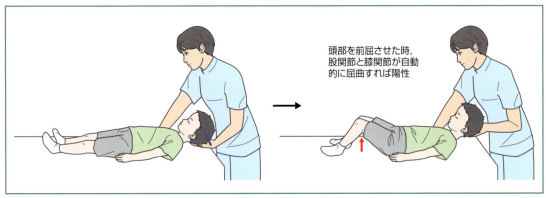

図11 ▶ Brudzinski徴候

Ⅵ 筋緊張

他動的に肘関節，足関節を動かして，左右差をみます．急性脳症では，固縮を認めることがあります．⇒基底核病変を示唆．

72　第10章　意識障害の診かた

Ⅶ 脳ヘルニアの徴候

テント上病変からヘルニアが進行する際の徴候を図12に示します．一側の動眼神経麻痺症状は，最初の徴候として重要なので見逃さないようにしましょう．

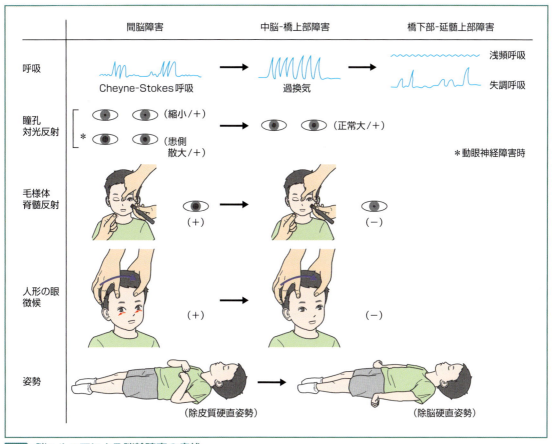

図12 脳ヘルニアによる脳幹障害の症状

11 不随意運動の診かた

運動量の低下するジストニア，運動量の亢進する舞踏病様運動，アテトーゼ，バリズムは，いずれも基底核の障害によることが多いですが，ミオクローヌスは運動系のいずれの経路でも起こりうる点に注意する必要があります．

I 随意運動の仕組みと不随意運動

大脳の運動野から体幹部・手・顔に相当する筋肉に出力信号が出て，それぞれの筋収縮をコントロールしています．この運動野は，随意運動の正確性とスピードを保つ役割を持つ小脳系と筋緊張を調節する役割を持つ大脳基底核系の調節を受けて，正確で滑らかな運動を遂行しています．不随意運動の多くは基底核系の障害により生じます．

不随意運動の責任病変

大脳基底核には抑制性の神経細胞が多く連なり，拮抗筋や周辺の筋などの不必要な運動を抑制し（ブレーキ），必要な運動を必要な時間だけ発現させる巧妙な機構が備わっています（図1）．この機構に破綻が生じると不随意運動が起こります．

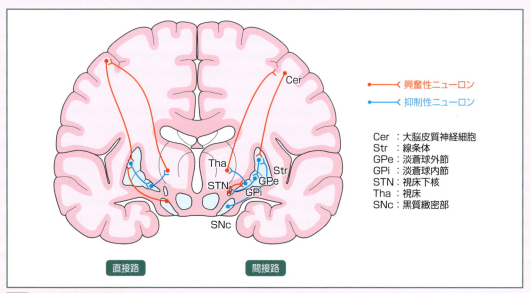

図1 大脳基底核調節系
黒質緻密部 SNc からのドーパミンは線条体 Str に D1 受容体を介して興奮性入力として入り，D2 受容体を介して抑制性入力を担う．①随意運動を行う大脳皮質ニューロンの活動は基底核ループにより調節されている．②視床下部は間接路に関与している（便宜的に，左に直接路，右に間接路を示している）．
直接路：Str→GPi, SNc を介する経路
間接路：Str→STN を介する経路
基底核ループ：大脳皮質→基底核→視床→大脳皮質

II 不随意運動を観察するポイント

①部位（近位筋優位か遠位筋優位か），②左右差はあるか，③運動の速度，④主動筋と拮抗筋の対応，⑤持続性，⑥リズム（規則性），⑦増悪因子や軽快因子，などをチェックします．

III 種々の不随意運動の症状

1 ジストニア（図2）

運動量低下の不随意運動

正常では弛緩するはずの拮抗筋が収縮する現象（共収縮）（図3）や，正常では動かない部位の筋の収縮（over-flow現象）により起こります．

持続し反復して不随意の筋収縮が起きることによる捻転様の異常姿勢や，運動に注意します．ジストニアは姿勢を表すことも，運動を表すこともあります．

〈特徴〉
- 感情の高まりで強くなり，睡眠で消失します．
- 特定の動作や，同じ運動を行う時にいつも出現します（常同性）．音楽家が演奏する時など日常で繰り返す動作で発症する場合もあります．
- ある一定の感覚入力により症状が改善します．例えば頸部や上肢を軽く触れると，ジストニアが軽減することがあります（感覚トリック）．ジストニアに振戦やミオクローヌスが合併することもあります．

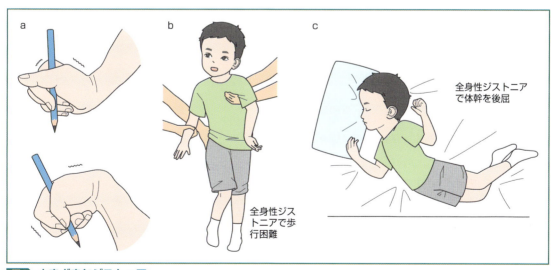

図2　さまざまなジストニア
a：書痙．
b：Wilson病による全身性ジストニアの例．体幹や四肢のジストニアが進行すると歩行困難である．立位保持は支えを要する．情緒変動により筋緊張が著しく変化する．睡眠時に筋トーヌスは正常化する．
c：脳性麻痺による全身性ジストニアの例．体幹を後屈させている．股関節脱臼や胃食道逆流症を伴うことが多い．

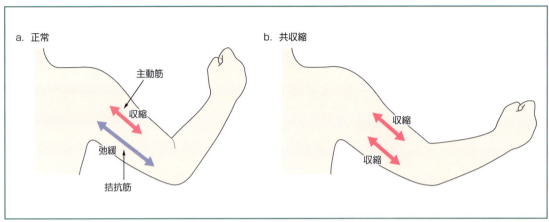

図3 ▶ ジストニアでの筋肉の動き
a：正常では主動筋が収縮すると拮抗筋が弛緩する.
b：ジストニアでは両方同時に収縮する. これを共収縮とよぶ.

2 ミオクローヌス（図4～7）

短い単発の不随意運動

　神経系に起因する筋収縮ないしその抑制によって引き起こされる急速で瞬間的, 電撃的な不随意運動（主動筋と拮抗筋に同時に起こる数msecから数百msecの短時間の筋収縮）です. 起こる部位により, 部分, 全身性ミオクローヌス, などに分類されます. また単発で終わる場合もあれば, 連続する場合もあります. 正常でもみられるミオクローヌスとしては, しゃっくり（吃逆）なども含まれます.

　ミオクローヌスは, 大脳皮質, 脊髄から末梢神経に至るどの部位の神経細胞の興奮によるかによって3型に分類されますが, 臨床的観察から区別することは困難です.

①**皮質性ミオクローヌス**：一部は脳波上のてんかん波に一致を認め, てんかん性ミオクローヌスと呼ばれます. 多くの皮質性ミオクローヌスでは, 異常活動を背景脳波から区別することは難しいです.

②**皮質下性ミオクローヌス**：低酸素性脳症後に起こるLance-Adams症候群が有名です.

③**脊髄性ミオクローヌス**：脊髄支配に応じて分節性の動きとなります.

・**陰性ミオクローヌス**：筋収縮の瞬間的な中断による, 短時間の脱力症状.
　⇒非定型良性小児部分てんかんでみられます. また, 代謝性疾患などで認める羽ばたき振戦やアステリキシス asterixis（固定姿勢保持困難）も陰性ミオクローヌスの一種です.

・**オプソクローヌス**：多方向性に眼球が激しくバラバラに動きます.
　⇒オプソクローヌス・ミオクローヌス症候群で認められ, 神経芽細胞腫の合併の有無を検索します.

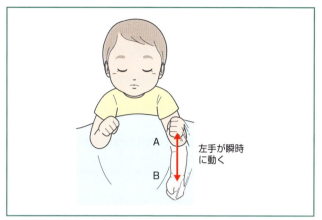

図4▶ 乳児良性睡眠時ミオクローヌス
両側の肘関節・肩関節・足関節・膝関節・股関節にも屈伸運動を伴う，断続的に繰り返す全身のミオクローヌス．A，Bは瞬時の間隔．触るとミオクローヌスが誘発される．

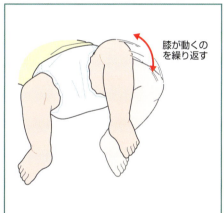

図5▶ てんかん性ミオクローヌスの例（Dravet症候群）
左下肢のミオクローヌスを繰り返す．

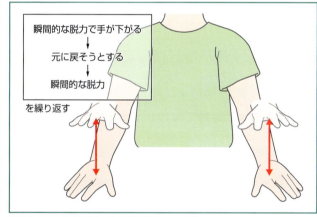

図6▶ アステリキシスの例（Wilson病）
姿勢を保持する筋肉の収縮が瞬間的に中断するために起こる．

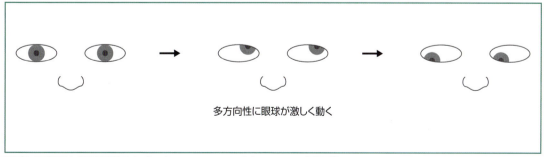

図7▶ 不規則な眼球運動（オプソクローヌス・ミオクローヌス症候群）
追視で悪化する場合がある．

第11章　不随意運動の診かた　77

3 舞踏病様運動（図8）

持続する長い不随意運動

休みなく，方向性や頻度に規則性が乏しく，予測しがたい動きを持つ顔面や上肢に多くみられる不随意運動です．上肢は両側性であるものの非対称性．遠位部にも近位部にも起こります．目的運動により増悪するので，患児は歩き出そうとするとよろけてしまいます．舞踏病様運動では，幅広い歩行をとることは一般的でなく，失調運動が持続的に幅広歩行となることとは異なります．手の変換運動は失調運動よりも不規則となります．舌や顔面筋の罹患のために言語は緩徐となります．筋緊張は低下し過伸展性となります．

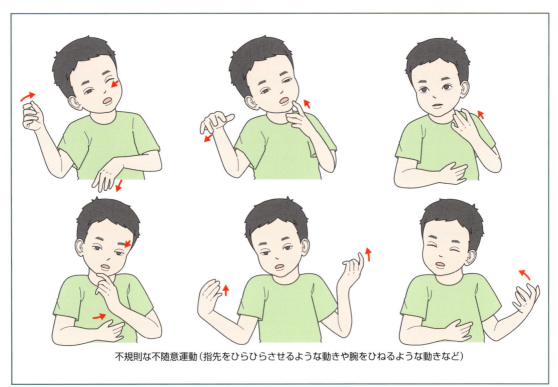

図8 ▶ 舞踏病様運動の例（原因不明の脳性麻痺）
上肢の遠位部優位に，踊るような過剰な運動があり，顔面，体幹にも運動を認める．

4 バリズム（バリスムス）（図9）

持続する長い不随意運動

四肢の近位部が急に放り出されるような素早い動きです．小児では舞踏病様運動やアテトーゼに伴ってみられることが多いです．舞踏病様運動の児が，発熱した時に放り出すような動きが発生し，バリズムとなることがあります．リウマチ熱に由来する小舞踏病の児でも，バリズムがみられる場合があります．片側のことが多く，ヘミバリズムとも呼びます．

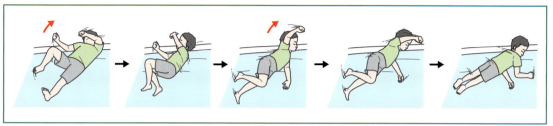

図9 ▶ バリズムの例（ピルビン酸脱水素酵素欠損，右上肢）

5 アテトーゼ（図10, 11）

持続する長い不随意運動

不規則で緩慢，非律動的で，くねらせるような持続的運動です．振幅は小さく四肢遠位部優位ですが，体幹・頸・顔・舌・喉頭筋にも起こります．舞踏病様運動よりもゆっくりした動きで，休みなく運動が続く特徴を持ちます．新生児低酸素性虚血性脳症が代表的な原因で，アテトーゼ型脳性麻痺と言われます．

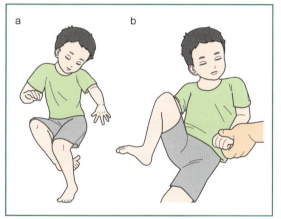

図10 ▶ アテトーゼの例（脳性麻痺）
a：四肢体幹をねじるような動き．
b：手のひらの握り込みがみられる．

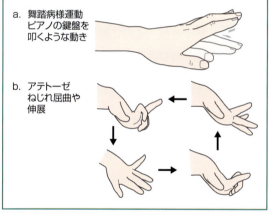

図11 ▶ 舞踏病様運動とアテトーゼの手指の違い
手指の形が独特の肢位を持ち，舞踏病様運動がピアノの鍵盤を叩くような動きなのに対し（a），アテトーゼはねじれ屈曲や伸展，過伸展を示す（b）．

Point 注意！

舞踏病様運動，アテトーゼ，バリズムはいずれも不規則で運動量亢進を伴う異常運動です．それぞれがオーバーラップしてみられることが多く，独立した症候として区別することが難しい場合が多いです（表1）．バリズム＞舞踏病様運動＞アテトーゼの順で振幅が大きく，速度が速く，比較的分布が広い傾向を持ちます．

表1 運動過多の不随意運動の病変部位による分類

舞踏病様運動	線条体（被殻，尾状核），視床，皮質
バリズム	視床下核
アテトーゼ	線条体（被殻，尾状核），視床

6 ジスキネジア（図12）

　突然にジストニアまたは舞踏病様運動，および両者が複雑に混在する症状が生じることで，特定の不随意運動を指すわけではありません．

　特定の誘因で起こる遺伝性ジスキネジアとして，運動誘発性 kinesigenic，非運動誘発性 non-kinesigenic，労作後 exertion-induced の疾患があり，日常診療では制吐薬，ドーパミン拮抗薬によるジスキネジアがしばしば問題となります．

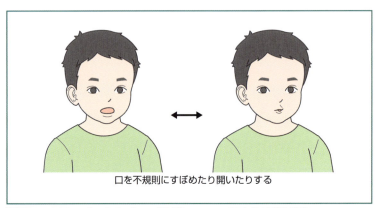

図12　口周囲のジスキネジアの例（抗 NMDA 受容体抗体脳炎）

運動誘発性ジスキネジア

　運動場でかけっこのためにスタートを切った直後に，急に体全体または一部がこわばってしまったり（ジストニア），体が勝手に動いてしまったりします（舞踏病様運動）．カルバマゼピンが奏効します．特定の遺伝子異常により引き起こされるため，家族歴が大切です．

7 チック

　突発的に起こる速い運動症状であり，繰り返し起こることを特徴とします．まばたきや顔のしかめつら，頭部の側方または後方への移動，肩の挙上・一肢伸展や足の踏み鳴らし，音声チック，汚い言葉を言う（coprolalia）などがあります．意識すると数秒止められますが，繰り返します．リラックスした時や緊張した時に多くみられます．

12 脳性麻痺の診かた

脳性麻痺は，運動や姿勢異常などで診断されますが，運動系だけの異常にとどまらず，中枢神経系のすべての部位に障害を及ぼす可能性があります．知的発達症，摂食症，呼吸障害など全身への影響を評価する必要があります．

I 脳性麻痺の定義

　脳性麻痺とは，中枢神経系の非進行性の異常により，運動や姿勢異常が生じている状態です．日本の定義では，胎生期，周生期，新生児期までに生じた脳障害によると限定していますが，欧米の分類では発達期に生じた非進行性の病変によるとしています．運動系のみ選択的に障害されるわけではないため，下記のような障害も併せて評価することが大事です．
・知的発達症（言語発達遅滞），てんかん，視覚系異常（視野障害，斜視など）
・摂食症（大脳の障害による仮性球麻痺と脳幹部病変による球麻痺を区別する）
・呼吸障害（舌根部沈下による上気道閉塞を起こしやすい）

II 脳性麻痺と低出生体重児

・脳性麻痺の半数以上は低出生体重児出生（出生時体重＜2,500 g）であり，その場合ほとんどは周生期の障害，それも脳室周囲白質軟化症 periventricular leukomalacia（PVL）です．
・成熟児の脳性麻痺の多くは脳回形成異常など周生期以前の問題に起因します．
・成熟児の仮死では，短い時間の低酸素ではまず基底核，ついで皮質，脳幹の障害が生じます．

脳室周囲白質軟化症（PVL）

　未熟な脳細胞（24〜32週）では，脳室周囲に分化中途のオリゴデンドロサイト（オリゴデンドロサイト前駆細胞）（図1の青色の部分）が多く，血流低下や感染で障害を受けやすいです．

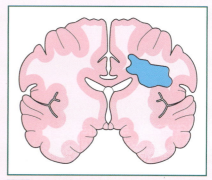

図1 脳室周囲白質軟化症（PVL）の部位（青色部分）

Ⅲ 障害部位と異常

　随意運動を行う系としては，皮質脊髄路（錐体路），基底核，小脳が関与しており，それぞれの障害により，痙性型，アテトーゼ型，低緊張型の脳性麻痺を呈します．

①痙性両麻痺spastic diplegia

　下肢の麻痺の程度が強く，上肢の麻痺は軽いです．低出生体重児の周産期障害によるPVLに起因するものが多いです．

②痙性四肢麻痺spastic quadriplegia

　四肢に強い痙縮があります．低出生体重児の周生期の障害，成熟児の強い仮死，先天感染，などによります．

③痙性片麻痺spastic hemiplegia

　成熟児の血管障害に多く，上肢により強い麻痺を生じます．歩行開始が多少遅れることが多いですが，麻痺に気づかれるのは3歳以降になることもあります．

④アテトーゼ型（ジストニア型）脳性麻痺

　アテトーゼやジストニアを呈します．成熟児の短い時間での低酸素状態に多いです．

⑤失調型脳性麻痺

多くは小脳低形成など小脳に問題がある遺伝性疾患です．

Ⅳ 脳性麻痺の診断

脳性麻痺の徴候

①母親の訴え：泣いてばかりいる，ミルクを上手く飲めない，着替え時に身体が硬くなる，刺激性が強い，座らせると反り返ってしまう，など．
②姿勢異常：手をずっと握っている，後弓反張様姿勢をとりやすい，音や接触刺激に対して過敏に反応．
③自発運動が少ない．
④粗大運動発達の遅れ：頸定が5ヵ月でできない．座位が8ヵ月で未完成．
⑤原始反射が残存している（非対称性緊張性頸反射（ATNR）＞3ヵ月，Moro反射＞4ヵ月，手掌把握反射＞6ヵ月）（第6章参照）．
・1〜3ヵ月：低緊張だが腱反射は亢進（末梢神経，筋障害とは異なる）．
・4〜6ヵ月：不随意運動が出現（アテトーゼ型）．
・7ヵ月過ぎ：運動発達遅滞が顕著になる．痙縮徴候が足関節，膝関節，股関節に出現する．アテトーゼ徴候がはっきりしてくる．

Ⅴ 痙性型脳性麻痺の診断

　皮質脊髄路の異常⇒姿勢異常，自発運動の異常に加え，腱反射亢進，病的反射陽性を見出します．

1 姿勢異常

① "フェンシング姿勢"の持続 ⇒（第6章参照）

ATNR肢位のこと．顔が向いている方の上（下）肢が伸展，後頭部の上下肢が屈曲します．この姿勢が30秒以上続く時は異常です．顔の向きを逆にすると同様の姿勢をとります（図2）．

② 後弓反張（図3） ⇒（第3章参照）

後頸部，背部の筋緊張が高まり，弓なりに体を後ろに反らせます（図3）．常時みられるわけではなく，緊張は低緊張と高緊張を繰り返すのが特徴です．後弓反張は，緊張が高まる時にみられます．不快な時や，音などの刺激に反応して誘発されやすい特徴を持ちます．

2 自発動作の異常姿勢 ⇒（第3章参照）

何かをしようとすると，別の部位に力が入ります（over-flow現象）．物をつかむ時に他方の手に力が入ったり，口が開いたりします（アテトーゼ徴候，図4）．

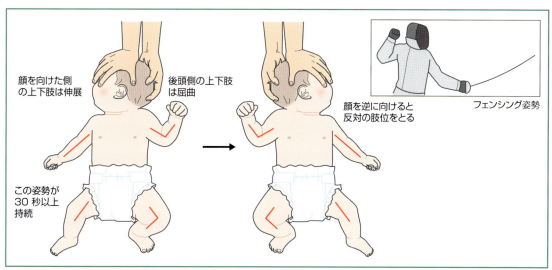

図2 ▶ 非対称性緊張性頸反射（ATNR）

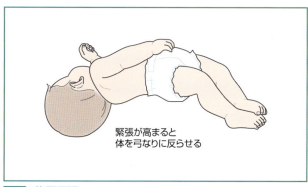

図3 ▶ 後弓反張

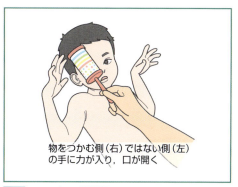

図4 ▶ アテトーゼ徴候

3 姿勢負荷による異常姿勢　⇒（第3章参照）

　乳児では病的反射の陽性は正常でも認めますが，姿勢負荷により，隠れた運動系の異常を見出すことができます．

①**姿勢負荷時にみられる共通の所見**

　手を固く握り，肘は伸展・回内，下肢は尖足・伸展・交差，母趾は背屈傾向を示します．
　以下の図5～7の姿勢負荷は，一連の診察の中で行うと効率的です．

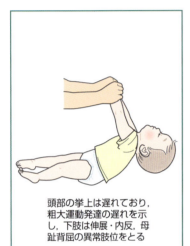

図5 ▶ 引き起こし反射（8ヵ月）
頭部の挙上は遅れており，粗大運動発達の遅れを示し，下肢は伸展・内反，母趾背屈の異常肢位をとる

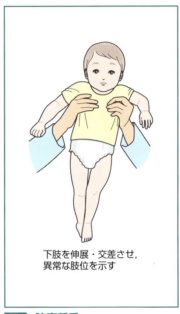

図6 ▶ 腋窩懸垂
下肢を伸展・交差させ，異常な肢位を示す

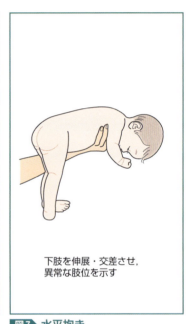

図7 ▶ 水平抱き
下肢を伸展・交差させ，異常な肢位を示す

②**痙性片麻痺の診断**

　粗大運動や，知的発達の遅れが軽度であるために気づかれにくいです．また後天的片麻痺より，反対側の半球で代償されるため軽度の左右差になることが多いです．

①**問診**：利き手の有無を尋ねます．1歳代で認められる時は要注意です（図8）．

②**観察**：おもちゃをつかむ際，正中線を越えて対側のものに手を伸ばす時は要注意です．

③**運動負荷**：10ヵ月以降は，パラシュート反射（前方，側方）が有用です（図9, 10）．⇒（第6章参照）

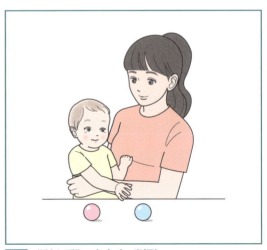

図8 ▶ "利き手"の存在（1歳児）

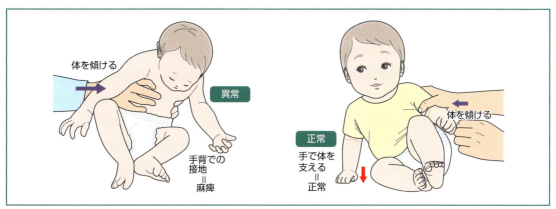

図9 側方パラシュート反射
右側では手のひら側で開いて接地するが，患側は手を開けない，あるいは十分に開けない，手背で接地（左の例）などの不十分な接地を行う．

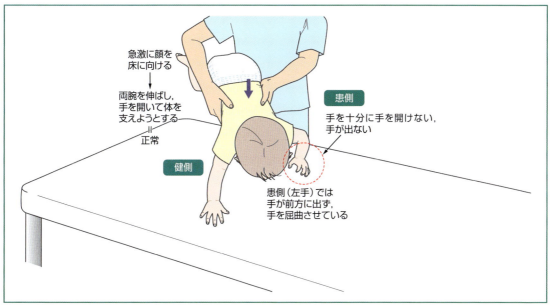

図10 前方パラシュート反射
正常では左右対称に，手を開いて接地するが，患側は手を十分に開けない（軽度麻痺），手が出ない（強い麻痺）などの異常肢位をとる．

13 けいれん性疾患とてんかんの診かた

てんかんは，"大脳ニューロンの過剰な突発的発射に由来する反復性（2回以上）の発作を主徴とする慢性の脳疾患である"と定義されます．したがって，単発の発作からは，てんかんであることの推測はできても，てんかんとの診断は行えません．

てんかん発作には，手足の不随意な激しい運動＝けいれん以外にも，興奮部位に応じてさまざまなものがあります．反対にけいれんではてんかん以外の鑑別が重要です (図1, 表1)．

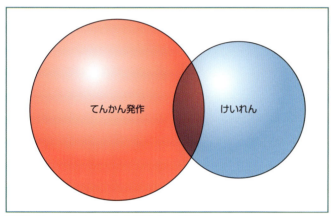

図1 けいれんとてんかん発作との関係
けいれんとは筋肉が不随意に収縮することを示す．てんかん発作は多彩な発作型があり，運動症状がないものもある．

表1 てんかん以外による発作の鑑別

脳出血・梗塞；麻痺が持続
髄膜炎；髄膜刺激症状
脳炎；意識障害遷延，筋緊張異常
熱性けいれん；熱過敏性
軽症下痢に伴う発作；短い発作の群発
泣き入りひきつけ；啼泣時に起こる
睡眠時のぴくつき；入眠直後，閉眼している
悪夢；おびえたような表情
覚醒障害；睡眠時遊行，錯乱性覚醒，夜驚症
代謝障害；低血糖，低 Na・Ca・Mg 血症
抗ヒスタミン薬服用；シプロヘプタジンなど
失神；起立直後，長時間の立位で起こる
心因性非てんかん発作；一般的な発作型では説明がつかない動き

I 発作の観察

1 発作状況の観察と記載

発作観察シート (図2) に発作の状況を記載します．専門用語を用いる必要はありませんので，見たままを持続時間とともに記載します（あるいは記載してもらいます）．意識があったか否か（声掛けに反応したか），開眼していたか，その場合は，どちらを向いていたか，などを記載し，発作前の状況や，発作後の意識の回復状況，なども記載します．また発作後の麻痺はなかったか，筋緊張の左右差，などを記載します．

2 てんかんの鑑別

まずは緊急疾患である低血糖，電解質異常，血管性障害，髄膜炎・脳炎などを鑑別します (表1)．脳出血や脳梗塞の麻痺は時間単位で軽減しませんが，てんかんによる麻痺の場合は Todd の麻痺と呼ばれ，徐々に軽減します．また，髄膜炎では髄膜刺激徴候が，脳炎では意識障害が遷延し，口部のもぐもぐや，他動的に四肢を動かした時に抵抗を感じることがあります．失神もてんかんと間違われやすいです．

```
発作前：
興奮，疲労など特殊な状況があった□(                                                    )
抗ヒスタミン薬(ペリアクチン®，ポララミン®など)の服用□

┌──────────────────────────────────────────────────────────────┐
│発作時：(覚醒時□・睡眠時□・入眠直後□)                                           │
│症状がどのように進展してどの程度続いたのか(専門用語を用いずありのままに記載する)      │
│                                                              │
│                                                              │
│                                                              │
│                                                              │
│意識あり□，なし□．呼吸状態：(正常□，弱い□)，眼の様子：閉眼□，開眼□，ぼんやり□，   │
│共同偏視(方向を記載                                    )，                    │
│顔色：白□，チアノーゼ□                                                      │
└──────────────────────────────────────────────────────────────┘
発作後の状態：
頭痛□，意識の戻り(すぐに回復□，1時間以上戻らない□)，入眠□．
麻痺があった□(部位と時間              )，手足を他動的に動かした時に抵抗□(部位      )
熱□(体温        )，下痢があった□
```

図2▶ 発作観察シート

　また緊急疾患ではありませんが，心因性非てんかん発作では開眼している，動きが激しく長時間続く，などの特徴があります．人が見ている時に起こることが多いです．てんかんを有する児にみられることも多く，注意が必要です．

Ⅱ てんかん発作の分類（図3）

　発作の最初（起始）に出現した症状が重要です．脳の興奮が局所的な場合は焦点起始発作，脳全体が興奮している場合は全般起始発作と分類されます．起始が重要な理由は，焦点起始発作でも脳の興奮が全体に広がると全般起始発作と区別がつきにくくなるからです．患児や患児の家族は運動症状がある発作や意識減損発作を重要視することが多いですが，必ず発作の前後を聴取しましょう．

　国際抗てんかん連盟が2017年にてんかん分類を改訂し，従来使用されていた部分てんかんは焦点てんかん，複雑部分発作は焦点意識減損発作へと，重要な用語が変更されました．日本てんかん学会ホームページ（https://jes-jp.org）に日本語訳が公開されています．統一された用語を使用することがてんかん診療において大切ですので，発作型の記述やてんかん分類を行う時は参照してください．

1 焦点起始発作

　焦点起始発作では発作中に意識がある場合とない場合があります．まずは焦点意識保持発作か焦点意識減損発作かを分類します．次に運動症状がある焦点運動起始発作か，運動症状のない焦点非運動起始発作かを分類します．

　運動症状とは具体的に言うと，下記の①〜⑦の通りです．

①**自動症発作**：本人が意図せず，口をもぐもぐしたり，手を揉んだり，などの行動がみられます(図4)．数分程度続くことが多いです．

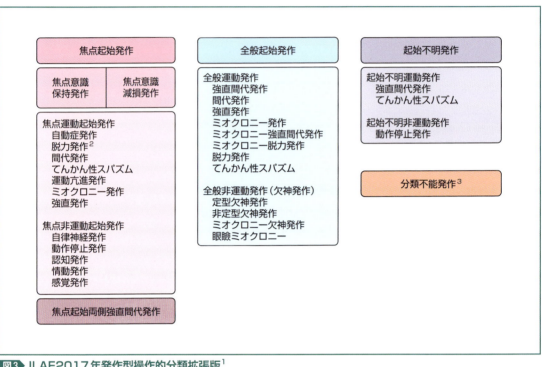

図3 ▶ ILAE2017年発作型操作的分類拡張版[1]
[1] 定義，ほかの発作型，記述用語は同時発表の論文および用語集に記載している．
[2] 通常，意識状態の特定はなされない．
[3] 情報不十分，あるいはほかのカテゴリーへの分類が不可能なため．
(Fisher RS, et al：Epilepsia 58：522-530, 2017. 中川栄二ほか日本語訳監修：てんかん研究37：15-23, 2019から許可を得て一部改変)

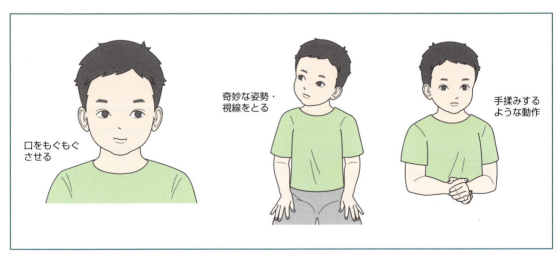

図4 ▶ 意識減損を伴う焦点起始発作

②脱力発作：いきなり体の力が抜けたような症状が起きます．焦点起始発作では体の一部であることが多いです．発作後のTodd麻痺とは異なり，脱力自体が発作で引き起こされます．全般起始発作での脱力発作はいきなり体幹や首の力が数秒抜け，転倒することがあります．
③間代発作：体の一部もしくは全身が律動的にガクッガクッとする発作です（図5）．
④てんかん性スパズム（図6, 7）：乳幼児の発作です．Moro反射に似ていますが5〜15秒の間隔で繰り返し群発することが多く特徴的です．1秒以下の短い発作であるミオクロニー発作とも似ていますが，てんかん性スパズムは1〜3秒と少し長いです．脳の構造的異常があり，脳波や発作症状に左右差がある場合は焦点起始発作に分類されますが，基礎疾患がない場合には全般起始発作が多いです．

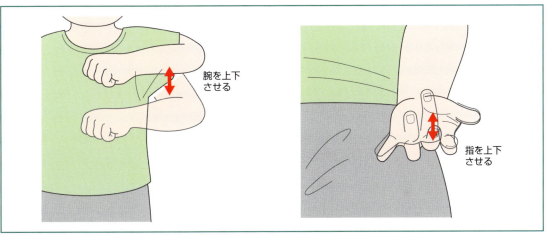

図5 ▶ 焦点起始間代発作
部分的な筋の過剰な収縮と弛緩を反復する（ガクッガクッとする）動き．

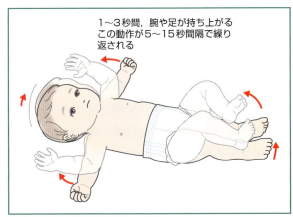

図6 ▶ てんかん性スパズム①
主として乳児てんかん性スパズム症候群で認める．主に上肢・体幹筋の短時間の収縮で，1回1〜3秒の収縮を5〜15秒間隔で繰り返し群発する（シリーズと呼ぶ）．

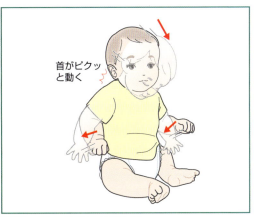

図7 ▶ てんかん性スパズム②
頸部の屈曲，伸展，あるいはその組み合わせからなる．非常に弱い場合があり，Moro反射と間違われたり，ピクッとする，首をガクッとさせる，などと表現されることもある．

⑤**運動亢進発作**：のたうち回るような動きや，ペダルをこぐような足の動きで，激しい運動症状を呈します．心因性非てんかん性発作 psychogenic nonepileptic seizure（PNES）と間違われやすいです．

⑥**ミオクロニー発作**（図8）：1秒以下の短い発作で体の一部がピクッとします．短い発作のため発作中に意識があるかないかは判断できません．しかし患児は自覚していることが多いです．焦点起始ミオクロニー発作では，てんかんではないミオクローヌスとの鑑別のために発作時脳波をとることが重要です．全般起始ミオクロニー発作は，後述するてんかん症候群分類ができる場合が多いです．

⑦**強直発作**（図9）：体の一部もしくは全身に過剰な筋収縮が持続し，伸展あるいは屈曲します．短く数秒のこともあれば，長く続き間代発作へ移行することもあります．

　上記の①〜⑦が2017年てんかん分類に準じた発作型ですが，それ以外に焦点起始発作で重要な発作型があります．側方徴候と言い，焦点発作の中でも前頭葉起始か，側頭葉起始かなどを診断するために重要な症状です．有名な側方徴候を紹介します．

・**Jackson発作**（図10）：口部周囲の異常感覚から始まり，顔面，舌などの引きつりがみられ手足の間代発作へ広がります．運動症状の反対側の一次運動野が起始と考えます．

・**向反発作**（図11）：左右どちらかに顔が回旋し，同側に眼球偏位を伴います．運動症状の反対側の前頭眼野や運動前野が起始と考えます．しかし発作後に起きる場合は同側が起始の場合もあり，いつ向反発作が起きたかも重要です．

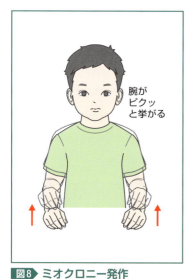

図8　ミオクロニー発作
両腕ないし両足において，瞬間的なピクッとする筋肉の動きを認める．

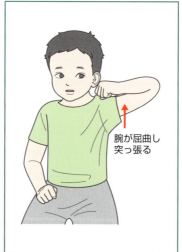

図9　焦点起始強直発作
過剰な筋収縮が持続し，伸展あるいは屈曲位を持続する発作．

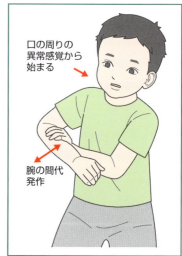

図10　Jackson発作
口部周囲の異常感覚から始まり，顔面，舌などのひきつり，あるいは間代から，発声困難，よだれを認める．片側あるいは全身に発作が広がることがある．

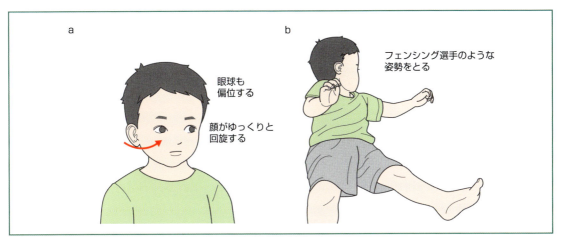

図11 ▶ 向反発作
頭部と眼球を偏向させる発作（a）．上肢はフェンシング姿勢をとることがある（b）．

2 全般起始発作

　焦点起始発作と異なり，基本的に発作中意識は減損します．ミオクロニー発作や眼瞼ミオクロニーのように短い発作では意識減損が自覚されない，もしくは軽い場合があります．また複数の発作型が同じ患児にみられることが多く，発作型の組み合わせで後述の症候群分類が決定されます．焦点起始発作と一部発作型が共通していますが，全般起始発作では左右対称に突然発作が開始することが特徴です．また発作後の意識回復はすみやかであることが多いです（長時間の強直間代発作（図12）後は意識もうろう状態がみられます）．全般起始発作で特徴的な発作型は欠神発作（図13）です．

- **欠神発作と非定型欠神発作**：非定型欠神発作は欠神発作と比較し，発作時間が数十秒〜数分と長く，意識減損が軽い特徴があります．脳波では棘徐波の周波数が小さく，ほかの発作や神経機能障害を合併することが多いです．

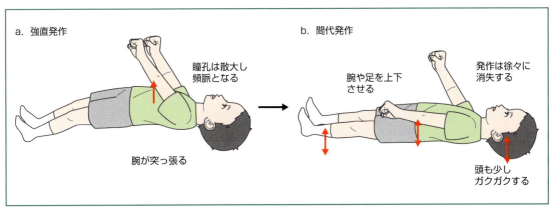

図12 ▶ 強直間代発作
突然の意識消失，転倒，全身の強直発作から間代発作へ徐々に移行し，発作の強度が減少して消失．発作後に頭痛，吐き気，筋肉痛をみることが多い．

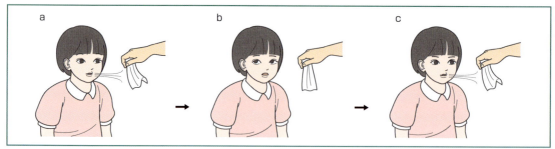

図13 欠神発作，非定型欠神発作
風車やティッシュペーパーを吹かせると(a)，意識が減弱するが(b)，数十秒で回復し，また吹き続ける(c).
治療前では多くは1分以内に発作を認め，治療とともに始まる時間が遅れる.

III てんかんの疾病分類

　発作型により脳の過興奮の部位をある程度推定し，脳波，画像診断を組み合わせててんかん分類を行います．てんかんの原因になるものを病因として，①構造的，②素因性，③感染性，④代謝性，⑤免疫性，⑥病因不明，の6項目に分類します．また，基礎疾患や知的発達症がある場合は併存症に記載します（図14）．また特徴的な発作型，脳波，臨床経過を示すてんかんはてんかん症候群分類を行うことができます．国際抗てんかん連盟が2022年にてんかん症候群分類を改訂していますので参照してください（日本てんかん学会ホームページに和訳）（図15）．

1 焦点てんかん（図14, 15）

　焦点てんかんは脳の過興奮の場所により前頭葉てんかん，後頭葉てんかんと診断する場合が多く，全般てんかんと比較すると，てんかん症候群分類できる症例が少ないです．てんかん症候群としては自然終息性中心・側頭部棘波を伴う小児てんかんが重要です．小児てんかんの10%を占め，3〜14歳（ピークは7歳）で発症します．睡眠時に口が片側に引きつり流涎し，構音障害や失語を伴う

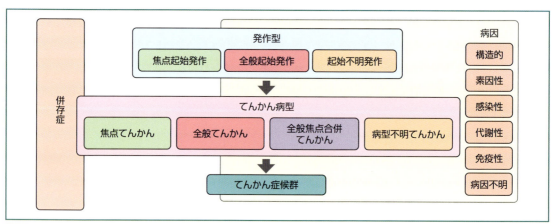

図14 てんかん分類の枠組み
(Fisher RS, et al：Epilepsia 58：512-521, 2017. 中川栄二ほか日本語訳監修：てんかん研究37：6-14, 2019から許可を得て一部改変)

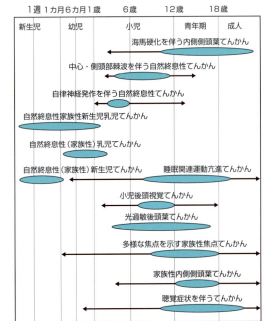
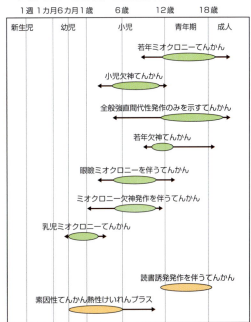
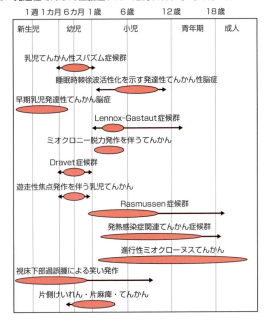

図15 発症時年齢に基づくてんかん症候群の分類
(Elaine CW, et al：Epilepsia 63：1333-1348. 中川栄二ほか日本語訳監修：てんかん研究41：542-560，2024から許可を得て一部改変)

小児てんかんでは各年齢に応じたてんかん症候群がある．例えば乳児てんかん性スパズム症候群はLennox-Gastaut症候群に移行する場合が多く，年齢ごとに診断の見直しを行う．

こともあります．焦点起始強直間代発作に移行することもありますが，てんかん重積状態に至ることはまれです．発作間欠期脳波で睡眠時に特徴的な中心・側頭部の Roland 棘波を高頻度で認めます．年齢とともによくなることが特徴的です．反対に海馬硬化を伴う内側側頭葉てんかんはてんかん外科治療が有効です．診断が遅れると知的予後が悪くなるため注意が必要です．てんかん症候群を診断することで治療方針決定に役立ちます．

2 全般てんかん

全般てんかんの病因は基本的に素因性であり，発達正常な児に年齢依存性に発症します．
特発性全般てんかんと呼ばれる小児欠神てんかん，若年欠神てんかん，若年ミオクロニーてんかん，全般強直間代発作のみを示すてんかんが重要です (図16)．小児欠神てんかんは数秒ぼーっとするだけの発作ですが，一日数十回みられます．過呼吸負荷で3Hzの棘徐波複合が誘発されます．また全般てんかんの一部は光過敏性があるため，脳波測定時に光刺激で異常波が誘発されます．

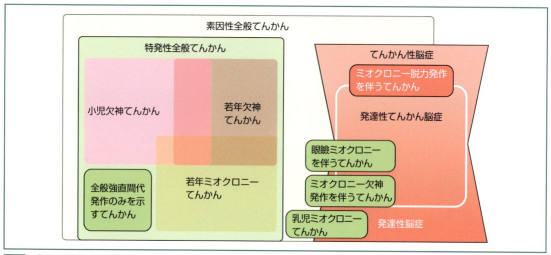

図16 全般てんかんの症候群分類
(Elaine CW, et al : Epilepsia 63 : 1333-1348. 中川栄二ほか日本語訳監修：てんかん研究41：542-560，2024から許可を得て一部改変)
特発性全般てんかんは女性に多くみられ，小児欠神てんかん，若年欠神てんかん，若年ミオクロニーてんかんは一部疾患概念がオーバーラップしている．発達遅滞を伴う場合は発達性てんかん性脳症をきたすてんかんであり，薬剤抵抗性の難治てんかんである．

3 発達性てんかん性脳症

てんかんの中でも基礎疾患や発作により知的発達症をきたすものを発達性てんかん性脳症と呼びます．乳児てんかん性スパズム症候群やLennox-Gastaut症候群が有名です．複数の発作型がある場合や全般焦点合併てんかんである場合が多いです．発作分類に難渋することが多いため発作時の動画記録や発作時脳波測定を繰り返し行います．

index

欧文索引

arm-dropping test　70

asymmetric tonic neck reflex（ATNR）　16, 38, 82

attention deficit/hyperactivity disorder（ADHD）　24

autism spectrum disorder（ASD）　24

Babinski反射　16, 36

Barré徴候　55

Brudzinski徴候　72

Chaddockの手技　36

Charcot-Marie-Tooth病　50, 61

consistency　15, 51

double folding posture　53

Duane症候群　44

Duchenne跛行　63

extensibility　15, 51

fasciculation　21, 48

finger differentiation test　26

frog posture　16, 53

Glasgow Coma Scale（GCS）　66

head lag　54

heel to ear　54

Horner症候群　43

in-between test　27

inverted U posture　53

Jackson発作　90

Japan Coma Scale（JCS）　64

Kernig徴候　71

Klippel-Trenaunay-Weber症候群　9

loose shoulder　54

Mann-Wernicke肢位　60

manual muscle testing（MMT）　56

Marcus Gunn現象　44

Moro反射　16, 38

ocular bobbing　68

over-flow現象　13, 75, 83

passivity　15, 51

rigidity　53

roving eye movement　68

scarf sign　54

spastic diplegia　82

spastic hemiplegia　82

spastic quadriplegia　82

spasticity　53

specific learning disorder（SLD）　24

steppage　62

Sturge-Weber症候群　9

Toddの麻痺　86

traction response　18

vertical suspension　19

von Recklinghausen病　10

和文索引

あ 行

アキレス腱反射　32

足クローヌス　15, 37

アテトーゼ　74

　――型脳性麻痺　13, 82

　――徴候　82

意識障害　64

一次ニューロン　4

陰性ミオクローヌス　76

咽頭反射　47

運動亢進発作　90

運動発達遅滞　22

運動発作　88

運動誘発性ジスキネジア　80

腋窩懸垂　84

腋窩垂直抱き　18

オプソクローヌス　49, 76

か 行

外転神経　40

蛙様肢位　16, 53

下顎反射　32

学習障害　24

角膜反射　45

　――試験　41

下肢筋力　16

家族歴　2

滑車神経　40

滑動追跡性眼球運動　42

カーテン徴候　47

カフェオレ斑　9

下方偏視　67
眼位　41
感覚トリック　75
感覚発作　88
眼球浮き運動　68
眼球運動　42
眼瞼下垂　43
眼振　49
間接運動路　5
間代発作　89
肝脾腫　18
顔面血管線維腫　9
顔面神経　40
基底核障害　5, 23, 62
基底核ループ　74
共収縮　75
鏡像運動　26
強直間代発作　88
強直発作　90
共同偏視　67
筋萎縮　50
筋緊張　15
　　── 亢進　51
　　── 低下　53
筋ジストロフィー　50
筋トーヌス　50
筋肥大　50
筋力　50
痙縮　51
鶏状歩行　62
痙性型脳性麻痺　82
痙性四肢麻痺　82
痙性対麻痺　61
痙性片麻痺　60, 82
痙性歩行　60
痙性両麻痺　82

けいれん　86
欠神発作　88
結節性硬化症　11
限局性学習症　24
言語発達　2
　　── 遅滞　22
原始反射　16, 32
腱反射　15
現病歴　1
口角下制筋形成不全　46
後弓反張　17, 82
向反発作　90
項部硬直　71
固縮　51

さ 行

三叉神経　40
算数障害　24
視運動性眼振　15, 46
弛緩性麻痺　62
視床の眼　67
視神経　40
ジスキネジア　80
ジストニア　74
姿勢反射　18, 32
自然終息性中心・側頭部棘波
　　を伴う小児てんかん　92
膝蓋腱反射　32
失調型脳性麻痺　82
自動症発作　88
自閉スペクトラム症　22
視野検査　40
斜偏視　67
重症筋無力症　43
手掌おとがい反射　16, 36
手掌把握反射　16, 37

上肢筋力　14
焦点起始発作　87
焦点てんかん　87
小頭　6
衝動性眼球運動　42
小児欠神てんかん　94
小脳障害　5, 23
小脳性失調歩行　61
上方偏視　67
上腕三頭筋　57
　　── 反射　32
上腕二頭筋　57
　　── 反射　32
書字障害　24
自律神経発作　88
神経線維腫症1型　10
診察手順　31
伸展性　15, 51
深部腱反射　32
随意運動　74
水平抱き　84
髄膜刺激徴候　71
頭蓋骨縫合早期癒合症　6
成長歴　3
脊髄性ミオクローヌス　76
舌咽神経　40
舌下神経　40
線維束性攣縮　21, 48
前脛骨筋　59
潜在性二分脊椎　12, 20
先天性ミオトニア　50
全般起始発作　88
全般てんかん　92
仙尾部皮膚洞　12
測定異常　23
足底把握反射　16, 37

粗大運動　2, 13

た 行

対光反射　68
大泉門　7
大腿屈筋　59
大腿四頭筋　58
大頭　6
大脳基底核系　74
大脳局在徴候　4
脱力発作　89
チック　80
注意欠如多動症　24
聴覚　46
聴神経　46
直接運動路　4
手の屈曲　57
手の背屈　57
てんかん　86
　　──性スパズム　88
頭囲　6
　　──曲線　6
動眼神経　40
瞳孔　68
　　──調節経路　68
動作時振戦　23
読字障害　24
徒手筋力テスト　56

な 行

軟口蓋反射　21, 47

二次ニューロン　4
人形の眼徴候　69
妊娠歴　2
脳室周囲白質軟化症　81
脳神経所見　14
脳性麻痺　81
脳ヘルニア　73

は 行

白斑　9
発達性協調運動症　23, 24
発達性てんかん性脳症　94
発達の評価　13, 22
発達歴　1
パラシュート反射　18, 32,
　　85
バリズム　74
鼻咽腔閉鎖不全　48
引き起こし反射　18, 84
微細運動　2, 13
皮質下性ミオクローヌス
　　76
皮質脊髄路　4
非対称性緊張性頸反射　16,
　　38, 82
非定型欠神発作　88
被動性　15, 51
表在感覚　21
病的反射　32
フェンシング姿勢　83, 91
副神経　40

腹直筋　58
福山型筋ジストロフィー
　　50
不随意運動　14, 74
舞踏病様運動　26, 62, 74
フロッピーインファント
　　18, 55
分娩歴　1
ヘミバリズム　78
彷徨性眼球運動　68
発作観察シート　86
ポートワイン斑　9
母斑　9

ま 行

末梢神経性麻痺　62
ミオクロニー発作　88
ミオクローヌス　74
迷走神経　40
毛様体脊髄反射　69
問診　1

や 行

指鼻指試験　23
翼状肩甲　51

ら 行

落陽現象　67

わ 行

腕橈骨筋反射　32

index　97

検印省略

カラーイラスト図解
手軽にとれる小児神経所見
定価（本体 4,200円＋税）

2014年3月16日　第1版　第1刷発行
2024年12月1日　第2版　第1刷発行

編　者　小坂　仁
　　　　　おさか　ひとし
発行者　浅井　麻紀
発行所　株式会社 文 光 堂
　　　　〒113-0033　東京都文京区本郷7-2-7
　　　　TEL（03）3813 - 5478（営業）
　　　　　　（03）3813 - 5411（編集）

© 小坂　仁，2024　　　　　　　　印刷・製本：真興社

ISBN978-4-8306-3048-4　　　　　　Printed in Japan

・本書の複製権，翻訳権・翻案権，上映権，譲渡権，公衆送信権（送信可能化権
　を含む），二次的著作物の利用に関する原著作者の権利は，株式会社文光堂が
　保有します.
・本書を無断で複製する行為（コピー，スキャン，デジタルデータ化など）は，
　私的使用のための複製など著作権法上の限られた例外を除き禁じられています.
　大学，病院，企業などにおいて，業務上使用する目的で上記の行為を行うことは，
　使用範囲が内部に限られるものであっても私的使用には該当せず，違法です.
　また私的使用に該当する場合であっても，代行業者等の第三者に依頼して上記
　の行為を行うことは違法となります.
・ JCOPY 〈出版者著作権管理機構 委託出版物〉
　本書を複製される場合は，そのつど事前に出版者著作権管理機構（電話03-
　5244-5088，FAX 03-5244-5089, e-mail : info@jcopy.or.jp）の許諾を得てください.